圖解影音 臨床實證

終結慢性暈眩的前庭復健運動

張滋圃 ◎總策劃 × 吳宜璋 × 李薰華 × 陳致中 × 黃子洲 × 宋碧愉 × 廖玟玲 ◎合著

穩定運動視覺，促進前庭代償　視覺

本體感覺　善用本體感覺，維持重心穩定

增加殘餘前庭功能的使用　前庭覺

第一部

眩暈知多少──
為什麼突然天旋地轉，站都站不住？

1 為什麼會頭暈？ ⋯⋯⋯ 張滋圃醫師　24

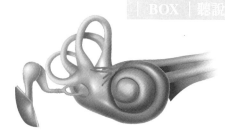

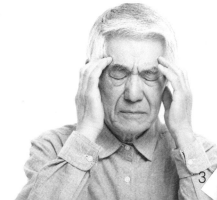

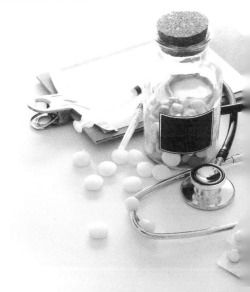

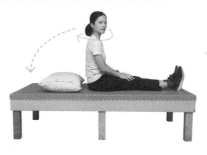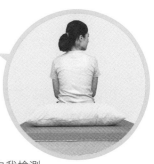

※ 詳見第 69 頁「右後半規管耳石症自我檢測」

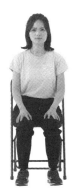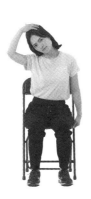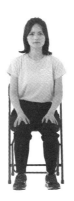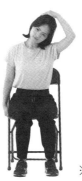

※ 詳見第 186 頁「頸部暖身操」

3 前庭復健運動，
有效改善頭暈目眩……廖玟玲 物理治療師　190

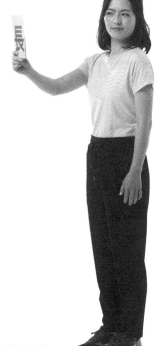

※ 詳見第 191 頁「A 視覺穩定運動」

4 各種暈症的前庭復健運動參考 ……… 廖玟玲 物理治療師　226

5 眩暈案例治療大解析 ……… 張滋圃 醫師　233

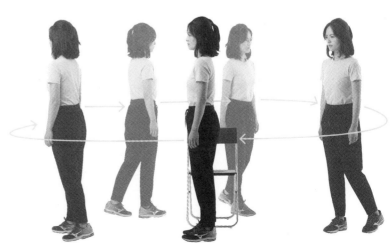

※ 詳見第 220 頁「C-2 動態平衡運動 4（繞圈行走）」

從天旋地轉到風平浪靜～
眩暈治療的新頁

簡守信（台中慈濟醫院院長）

在門診常常會遇到病患問我們：「醫師，為什麼我今天的血壓這麼高？」

這其中絕大多數是因為「白袍高血壓」。醫院和醫師是不自覺會讓人交感神經興奮、血壓上升的場所和人物。

「休息一下，深呼吸一會兒，血壓自然會恢復。」是我們的無藥方處方。

醫院既然會不自覺地讓人心跳加快、血壓上升，那也就可以解釋為什麼現代醫院的色調不再是以前的一片慘白。暖色系、大自然的風景、欣欣向榮的花木也成為平靜和療癒心身的一部分。

依據同樣的考量，畫作似乎也可以讓診間和病房不那麼「交感神經」。

不過選畫時也要用點心，大家想想如果在診間掛上〈孟克的吶喊〉，在骷顱頭和鮮紅背景的渲染下，每位觀畫者似乎都要精神狂亂、血壓心跳狂飆。但是如果把這樣的畫作當成精神科的教材，則是十分恰當。讓大家可以理解，原來身心靈的互動和影響是如此巨大。

如果要選一幅契合「眩暈」的教學畫作，那梵谷的「星夜」應該是不二之選。那激烈的天空漩渦加上高聳扭曲的絲柏似乎是

眩暈患者的最佳代言人。眩暈造成的不舒服以及「動」則得咎的辛苦目前仍以藥物治療為主。張滋圃醫師從美國約翰霍普金斯大學引進的復健治療則為眩暈患者開啟了另一扇窗。

感官的統合，也開啟了治療的統合。

這是一本改變眩暈認知與治療的書。

見證台灣頭暈治療的里程碑

李飛鵬（臺北醫學大學耳鼻喉科講座教授、台灣私立醫療院所協會理事長、
前臺北醫學大學副校長、前台灣耳鼻喉頭頸外科醫學會理事長）

這本析論眩暈的書籍，是由橫跨台灣北、中、南部，幾位有志於研究及治療眩暈的神經內科、耳鼻喉科及復健科資深主治醫師、物理治療師所通力完成。據我所知，他們長期而且持續舉辦眩暈讀書會，即使在疫情期間，依然堅持用視訊或實體會議，南北奔波，苦心孤詣研究眩暈。在互相腦力激盪之餘，感覺台灣需要一本通俗易懂的眩暈書籍，經過倡議，分配章節，歷盡艱辛，而後才通力完成此圖文書，淺顯易懂，圖文精美，實在可喜可賀。

第一部分介紹眩暈的解剖及生理，由曾至美國頂尖 Johns Hopkins 醫院眩暈中心深造的台中慈濟醫院神經內科資深主治張滋圃醫師撰寫。

第二部分介紹臨床上有感最常見六類眩暈病症解析，包括耳石症、前庭性偏頭痛、梅尼爾氏病、前庭神經炎、良性及危險性眩暈等，分別由台南安田耳鼻喉科吳宜璋醫師、臺北醫學大學附設醫院李薰華醫師、新北市雙和醫院神經內科及眩暈中心陳致中主任、及台南活水診所的黃子洲副院長等醫師完成；成員皆受過良好又專精的訓練，又有足夠的臨床經驗。

其中，陳致中主任和李薰華醫師皆曾在倫敦大學接受眩暈和前庭復健訓練；他們在臺北醫學大學部立雙和醫院所成立的眩暈中心是台灣唯一跨科別眩暈中心，由神經內科、耳鼻喉科、復健

科、神經外科及精神科共同組成的團隊，陣容堅強。而吳宜璋醫師、黃子洲副院長長期服務於基層，將診斷眩暈，治療眩暈及平衡復健，深耕於基層醫療，做得有聲有色。吳宜璋醫師更是最早將國外的診斷儀器帶進台灣的先驅者之一，黃子洲副院長也曾於 Johns Hopkins 醫院進修。

第三部分主司克服眩暈的前庭復健運動，則是由台中慈濟醫院復健科宋碧瑜醫師、廖玟玲物理治療師及張滋圍醫師完成。

個人期待諸位醫師及物理治療師，能持續、堅持對眩暈的熱愛，未來可吸引更多有志一同的醫師，將眩暈讀書會辦得更好，改善這個疾病診治方式，造福病人。

本書的特色以圖文書的方式，介紹人人可以居家進行的前庭復健，相信對許多頭暈及平衡功能障礙的病人會有很大的幫助。縱觀本書，跨領域由資深神經內科、耳鼻喉科及復健科主治醫師，物理治療師全方位通力合作所完成，介紹最新、最現代的眩暈致病機轉、鑑別診斷和最先進治療與復健方法，通俗易懂，深入淺出，不只對深受眩暈所苦的病人，專業人士詳讀後，亦可增進新知，值得推薦給各方民眾及專業醫師。

Vestibular Rehabilitation as the First Medicine for Dizziness

Michael C. Schubert (Professor, Department of Otolaryngology Head and Neck Surgery and Physical Medicine and Rehabilitation, Johns Hopkins University School of Medicine)

Vestibular rehabilitation has catapulted in prominence as a necessary step in managing the all too common symptoms experienced by individuals suffering pathologies affecting the vestibular system. Unfortunately，few clinicians exist with the proper knowledge to offer appropriate rehabilitative management. Therefore，patients with vestibular disorders often suffer many years without proper care. Dr Paul Chang is an expert in diagnosing and managing patients with vestibular disorders and has successfully taken on an extraordinary task….providing valid rehabilitative content in a graphical display with the goal of helping millions of people suffering from vestibular symptoms. Dr Chang is a visionary that possesses an inquiring intellect and brilliant ability to reduce complex physiologic principals into useful，comprehensible ideas – all of which have placed him alongside the world's leaders of vestibular medicine. I had the pleasure of working with him in Baltimore MD during his post-doctoral training.

His book，entitled Vestibular Rehabilitation to End Dizziness includes an armamentarium of exercises that address gaze instability，postural instability (static and dynamic)，motion sensitivity，and vertigo—all symptoms relative to pathology within the peripheral and central vestibular pathways. The content of his book is established from peer reviewed research that includes material from clinical practice guidelines and systematic reviews. I expect this book will provide relief for current and future generations and look forward to seeing similar efforts that spread that critical value that Vestibular Rehabilitation offers to a very deserving patient population.

前庭復健作為治療暈眩的第一 "良藥"

Michael Schubert 教授（美國前庭復健大師、約翰霍普金斯大學醫學院耳鼻喉科和復健科教授）

　　前庭復健已經是治療前庭系統疾病常見症狀的必要方法。可惜的是，很少有臨床醫生具備適當的知識來提供適當的前庭復健治療。因此，患有前庭疾病的病人，經常遭受多年來沒有適當治療的痛苦。張滋圃醫師是診斷和治療前庭疾病的專家，他並且承擔了一項非凡的任務……以圖文書的形式介紹前庭復健運動，旨在幫助數百萬患有前庭症狀的病人。張醫師是一位有遠見的人，他具有探究性的智慧和出色的能力，可以將複雜的生理原理轉化為有用的、易於理解的概念——所有這些，都使他與世界前庭醫學的領導者並駕齊驅。在他的博後訓練期間，我有幸與他在巴爾的摩一起工作。

　　張醫師和他的同事，出版書名為《〔圖解影音〕臨床實證終結暈眩的前庭復健運動》的圖文書，針對周邊和中樞前庭病變造成的一系列症狀，包括視覺不穩定、姿勢不穩（靜態和動態）、頭動敏感和眩暈等等，提供有效的復健運動練習。他們的書所分享的內容，來自於嚴謹的同儕審核的科學研究，其中包括了臨床治療指引和系統性回顧。我希望這本書能為當代和未來幾代的病人帶來解脫，並期待看到類似的努力——將前庭復健治療的關鍵價值，傳播給深受其苦的患者們。

臨床實證！擺脫慢性頭暈的前庭復健運動大公開

張滋圃（台中慈濟醫院神經內科醫師）

「我已經看過五、六個醫生了，頭暈還是醫不好⋯」、「我已經做過各種檢查了，可是醫生說檢查都正常⋯」、「第一個醫生說我是耳朵發炎，第二個醫生說我是梅尼爾氏症，第三個醫生卻說我只是自律神經失調！救救我！我到底是什麼病啊？」、「醫生說我吃藥一陣子就會好，我已經吃藥半年了，確實有改善，可是停藥不到一個月，頭暈又回來了！我真的快瘋了！我要怎麼辦？」以上對話，就是每天在我的診間反覆上演的真實故事。

「頭暈」，可說是現代人最常見的文明病。醫學研究顯示，全球有高達 17％ 的人受到頭暈困擾，在台灣，這等於將近有四百萬人曾被頭暈糾纏。雖然頭暈這麼常見，但它既沒有昂貴的特效藥，也少有精妙的手術可以治療，在藥廠無利可圖，醫生也賺不了大錢的情形下，受到的重視和關注很少。這樣長期被醫療系統所忽略的結果，導致很多病友，暈不但醫不好，也欠缺一個詳盡合理的解釋，他們終日和暈相伴，不但日子難過，生活品質很差，還一直生活在焦慮困惑之中。

頭暈，其實是一種症狀。暈，大家比較有體會過，加上「眩」，代表看出去的景象會轉動。所以「眩暈」，指的就是會天旋地轉的暈，不是常聽說「頭暈目眩」嘛。至於「頭暈」，含義比較廣泛，包含了「眩暈」和不會轉的「暈」。可是有的醫師喜歡直接用「頭暈」代表不會轉的暈，「眩暈」代表會轉的暈，所以我們口語上，也常用「暈眩」這個詞，來含括所有的會轉和不會轉的暈。

眩暈，不發作就沒事，但一發作卻會讓人招架不住，天旋地轉，噁心嘔吐樣樣來，可能連身強體壯的大男人都會站不起來，只能躺著等狀症緩解。症狀過了，你以為沒事了，可它又像地震一樣，下次什麼時候要來不知道！另外還有一種暈，比陣發性眩暈更讓人困擾，就是每天持續不斷的慢性頭暈！有些人可以適應它，和它和平共處，有些人沒辦法適應，得天天籠罩在頭暈腦脹、腦袋不清，走路不穩等痛苦的陰影下。

目前在台灣，對於頭暈的治療，大多採用藥物治療，而藥物對於某些病人有效，某些病人無效。藥物治療無效的病人，會覺得醫師的藥開得不夠好，於是會再找另外一位醫師治療，最後常常一直找不同的醫師看病，一個換過一個，落入無限的就醫輪迴中，或是放棄治療。推究這些病人治療不成功的原因，大概有二點。

第一點，是病人並沒有得到正確的診斷並針對診斷對症下藥。事實上，頭暈的原因非常多，治療方式也不盡相同。許多民眾以為頭暈只有「內耳不平衡」和「腦中風」二種病因，其實，「內耳不平衡」是一種非常籠統的說法，代表問題出在內耳，而內耳不平衡背後的病因很多，包括耳石脫落症、前庭神經炎、梅尼爾氏症等等，每種不同的病因，治療方法都不盡相同。

腦部病變引起的暈眩也並非只有腦中風一項，還要考慮腦腫瘤等其他病因。再者，遠較腦部病變更常見的是，腦部並沒有病變或損傷，只是腦部功能失調或過度敏感，因而產生的慢性頭暈，這類暈眩疾病非常常見，以「前庭性偏頭痛」和「持續性姿勢知覺性頭暈」為代表。

這類常見的暈眩疾病，需要使用除了一般止暈藥之外的特殊藥

物治療，再結合一些生活習慣的改變，症狀才會得到長期的改善。因此，本書的前半部，我們有幸邀請到幾位現今台灣治療暈眩的專家，共同來跟讀者介紹各式各樣常見的頭暈，各有什麼特色，以及該怎麼治療，以期讓讀者對自己的暈眩有更深入的了解。

另一方面，許多頭暈病人會擔心自己的頭暈會不會是腦中風或其他危險性的疾病，所以我們也針對危險性的暈眩做一些介紹，希望讀者能提高警覺但也不需過度恐慌。

第二點治療不成功的原因，是有不少的慢性頭暈確實是無法藉由藥物改善的。但並非意味著藥石罔效，而是應該嘗試「非藥物」的方法治療。對藥物治療效果不好的病人來說，他們並不了解他們的頭暈需要用「非藥物」或「運動」的方法治療，以至於每天吃很多藥，卻只得到藥物的副作用，無法擺脫頭暈的痛苦。

頭暈的非藥物治療法之中，被專家研究最多的就是「前庭復健運動」。

雖然慢性頭暈的成因很多，其中有一大半是與前庭系統的功能障礙有關，因此目前在歐美等醫療機構，治療慢性頭暈是採用「前庭復健運動」為主要治療方式。顧名思義，前庭復健運動，是針對前庭功能障礙所導致的頭暈，由專業的前庭復健治療師所設計的一套運動練習計畫。在醫師評估確認造成頭暈的成因後，針對病人量身打造的復健運動。

在台灣，做前庭復健運動治療的醫師與物理治療師屈指可數，很多人對「前庭復健運動」這個名詞更是陌生，也不曉得它到底是做什麼用的，甚至很多醫師也還不曉得前庭復健運動可以用來治療

頭暈，再加上台灣民眾就醫的文化，習慣「藥到病除」，覺得醫師不開藥就好像沒有治療。因此，要推廣這種簡單、不用花什麼費用的運動，來改善民眾頭暈的症狀，的確不容易。

經營頭暈門診十餘年的經驗，我知道前庭復健運動對於慢性頭暈病人的幫助很大，之後我到美國約翰霍普金斯醫院擔任眩暈研究員時，有幸能跟隨前庭復健大師 Michael Schubert 教授學習，對前庭復健運動的學理和應用有了更深入的了解。但只有自己一個人推動，終究很難成事。幸好在台中慈濟醫院復健科的支持下，找到了志同道合的復健科醫師和物理治療師，一起研究如何教病人做「前庭復健運動」，並且在社區推廣，至今已有十年的時間，也幫助許多病人改善了慢性頭暈的狀況。

然而在台灣，大部分民眾，甚至醫界，對「前庭復健運動」幾乎是一無所知的，大部分的醫院也沒有提供「前庭復健」的治療。因此萌生了出版「前庭復健運動」圖文書的想法。本書的後半部，就是要跟讀者們介紹「前庭復健運動」的原理以及執行方法。希望透過此書的傳播，能夠讓更多人認識與瞭解「前庭復健運動」，並進一步讓大家知道「前庭復健運動」是如何幫助慢性頭暈的病人改善症狀，讓患有慢性頭暈的讀者，也能照著書中所示範的運動方式跟著做，進而有機會改善慢性眩暈的狀況。

當然，這些動作就像一般的體操一樣，產生副作用的機會很低，可以自己練習。不過，如果要更精確的處理慢性頭暈的問題，建議還是要找專門的醫師評估，開立前庭復健治療單，由熟悉前庭復健的物理治療師協助您做前庭復健運動，並透過持之以恆的練習，早日擺脫頭暈的困擾。

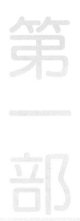

眩暈知多少──

為什麼突然天旋地轉，
站都站不住？

張滋圃（台中慈濟醫院神經內科主治醫師）

1 為什麼會頭暈？

2 進一步認識眩暈和頭暈

3 常見的頭暈種類與治療方法

1 為什麼會頭暈？

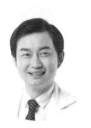

張滋圃
醫師

- 美國約翰霍普金斯大學醫院眩暈研究員
- 神經科專科醫師
- 成大醫學士
- 成大醫院神經部總醫師、兼任主治醫師
- 台南新樓醫院神經內科主治醫師

- 台中慈濟醫院神經內科主治醫師
- 慈濟大學醫學系兼任助理教授
- 台灣神經學學會自律神經暨暈眩學組委員
- 國際眩暈平衡學會 Bárány Society 會員
- 國際眩暈平衡學會前庭復健共識小組成員

Q1 頭暈和內耳不平衡有關？
內耳是什麼？
和耳屎有關，清頭就不會暈？

許多人頭暈到醫院就診，醫師診斷後說是因為病人的「內耳不平衡」。這是診斷的結果嗎？內耳不平衡是一種疾病嗎？

事實上，「內耳不平衡」確實很常見，但並不是一種病症，也不是一個診斷結果，它只是代表頭暈問題發生在內耳。

而「內耳不平衡」背後的病因有很多，常見包括耳石脫落症、梅尼爾氏症、前庭神經炎等。要真正找出內耳不平衡的病因，才有辦法對症下藥或治療。在本書〈第二部暈眩診療室：臨床有感的 6 種常見病症解析〉會另有詳細說明。因此清耳朵並不會改善頭暈！

我們的耳朵分為外耳、中耳和內耳。耳屎是堆積在外耳道，外耳道和中耳之間有耳膜相隔，而中

耳再往內走才是內耳。

　　事實上，中耳和內耳之間並不相通，彼此之間有骨頭隔開，唯一沒有骨頭相隔的二個小洞，也有一層薄膜相隔，稱為圓窗和卵圓窗。

內耳構造圖

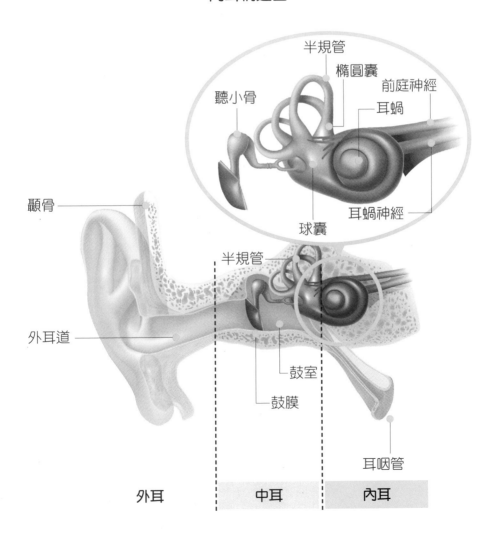

半規管
橢圓囊
聽小骨
前庭神經
耳蝸
耳蝸神經
球囊

顳骨
半規管
外耳道
鼓室
鼓膜
耳咽管

外耳　　中耳　　內耳

25

內耳是我們耳朵最裡面的構造，可說是被骨頭所包覆的獨立器官。

它分為二部分：一部分是管聽覺的，形狀像一個蝸牛殼，稱為耳蝸；另一部分則是掌管前庭覺，由三半規管和球囊、橢圓囊所組成。

三半規管是三個水管般的構造，裡頭是水狀、可流動的內淋巴液；而球囊和橢圓囊稱為耳石器，裡面有一顆顆碳酸鈣的結晶像小石頭一般，稱為耳石。

生物學上，內耳是用來感受頭部轉動、移動和傾斜的接受器；三半規管分為前半規管、後半規管和水平半規管，分別感覺頭部不同方位的轉動，因為半規管裡頭是水（內淋巴液），頭部轉動時，半規管裡頭的耳水就會流動而產生神經訊號；至於球囊和橢圓囊，則是可以感覺到頭部的傾斜和頭部的線性移動。

水平半規管的神經訊號

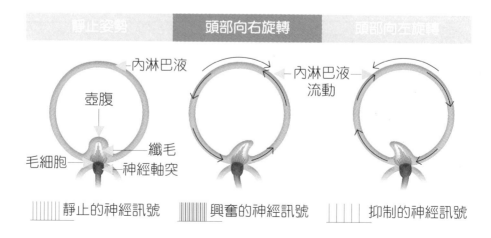

| 靜止姿勢 | 頭部向右旋轉 | 頭部向左旋轉 |

內淋巴液
壺腹
纖毛
毛細胞
神經軸突
內淋巴液流動

‖‖‖‖ 靜止的神經訊號　　‖‖‖‖ 興奮的神經訊號　　‖‖ 抑制的神經訊號

頭部傾斜時，耳石因為地心引力的關係會產生少許的移動，這移動會引發神經衝動到腦部，告訴我們頭往右歪、往左歪、往前傾或是往後仰。此外，球囊和橢圓囊還可以感受頭部的直線運動，因為直線運動時，耳石會因為慣性產生位移，讓我們感受是在往前衝還是往後退。

耳石器的構造

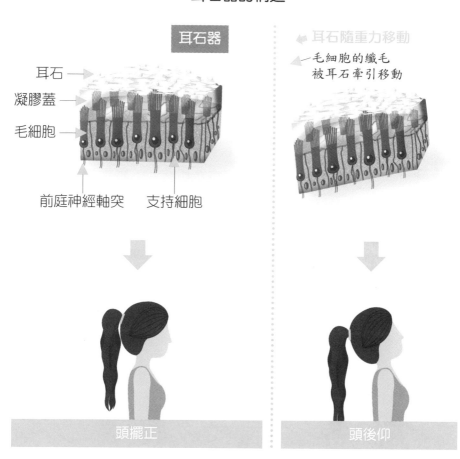

耳石器

耳石隨重力移動
毛細胞的纖毛
被耳石牽引移動

耳石
凝膠蓋
毛細胞

前庭神經軸突　　支持細胞

頭擺正

頭後仰

我們的身體單純靠內耳就可維持平衡感嗎？
內耳是如何傳遞訊息的？

單純靠內耳，並無法維持身體的平衡感。

內耳是感受頭部位置和移動的接受器，稱為「**周邊前庭系統**」，而腦部是統合內耳來的訊號以維持動態視覺、平衡感和定向感，稱為「**中樞前庭系統**」。

前庭系統	確實是掌管身體平衡感的重要系統之一，但平衡感只是前庭系統的其中一項功能。 另一方面，維持平衡感的感覺系統也不是只有前庭系統，還有其他的兩個感覺系統也很重要，一是視覺系統、二是體感覺系統。
視覺系統	眼睛對維持平衡感來講是非常重要的器官，所以我們把眼睛閉起來走路，一定比較不穩。
體感覺系統	我們腳底的皮膚，可以感覺到地面有沒有凹凸不平，而我們的關節肌肉和周邊神經可以告訴我們身體各個關節的位置，這稱為本體感覺，對維持我們的重心是很重要的，所以我們站立在海綿墊上走路，一定會感到輕飄飄、顛顛倒倒的。

上述這三種掌管平衡感的感覺系統會在腦部進行統合，所以我們一般稱「小腦」為平衡中樞。**小腦出了問題，引起的平衡感失調是可以很嚴重的！**

然而內耳除了維持身體平衡，究竟還負責哪些重要的工作？內耳前庭器官，總共傳遞三大訊息：

傳到負責眼球運動的小肌肉 → 讓我們在運動時，視覺能夠保持穩定，視野不至於晃動得太厲害。

傳到身體和手腳的肌肉 → 維持我們的平衡感。

傳到大腦，和其他的感覺統合 → 給予我們定向感和方向感，進一步告訴我們現在在哪個位置，該往哪裡走。

平衡感的感覺統合

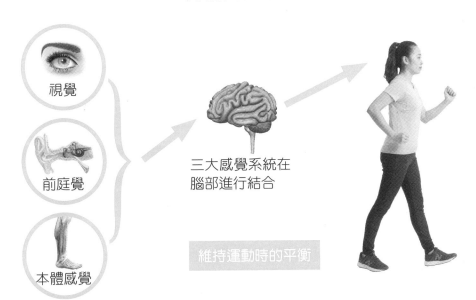

視覺

前庭覺

本體感覺

三大感覺系統在腦部進行結合

維持運動時的平衡

中耳炎是頭暈常見的原因嗎？

有些民眾得了中耳炎後，會擔心「耳水不平衡」引起頭暈。其實只有極少數的中耳炎，會侵犯到內耳引起「細菌性內耳迷路炎」而造成暈眩，這是少見的案例。因為內耳和中耳之間有骨頭相隔，大部分的頭暈和中耳炎是沒有關係的！

Q3 我的內耳是不是比較不好，坐車才會暈車？

放心！即使暈車很嚴重，你的內耳功能還是健全的！

暈車、暈船、暈機等現象稱為「動暈症」。動暈症的原因來自於稱為「感覺衝突」的生理現象。

前面提到，人維持平衡靠三大感覺系統：來自內耳的**前庭系統**，來自眼睛的**視覺系統**，和來自皮膚關節肌肉的**體感覺系統**，這三大感覺系統傳到腦部時，三者的訊號必須要一致的，如果不一致，就會產生「感覺衝突」，於是就會頭暈。

比如說，很多人在車上看書會特別容易頭暈，為什麼呢？因為坐車時，內耳來的訊號告訴大腦，身體正在移動，可是因為眼睛盯在書本上，視覺訊號卻告訴大腦我們是靜止的，所以感覺衝突就產生了！這時我們**只要放下書本，看看車窗外移動的風景，讓視覺和內耳感覺一致，頭暈就改善了！**

又比如車子行駛在山路上拐彎時，車子往右彎，視覺會告訴我們車在向右轉。可是因為離心力的關係，車尾會往左甩，所以坐在後座的人，內耳會感受到往左移動的訊號，視覺和前庭覺之間產生感覺衝突，就暈車了。這時，**如果從後座換到前座，感覺衝突會下降一些，暈車也會改善一些。**

所以說，**暈車是一種生理現象，只是有的人天生敏感，暈車就比別人厲害些。**當然，這當中通常有基因遺傳的成分在。

Q4 小時候會暈車，但過了青春期就不暈了，怎麼長大玩 VR 反而暈到不行？

有些人小時候暈車很嚴重，只要坐車就要吃暈車藥。長大過了青春期後，暈車竟然自己好了，原以為這輩子不會再頭暈，沒想到只要睡不好、勞累或是壓力大，就容易頭暈頭痛。

這是因為從前我們以為暈車或暈船等動暈症只是一種單純的生理現象，然而近幾年的研究發現，動暈症和偏頭痛之間，有流行病學上的關聯：**小時候容易暈車的人，長大之後比較容易得到偏頭痛**。

這背後的原理，可能是因為潛在有偏頭痛體質的人，對各種感覺都比較敏感，包括痛覺（如頭痛）、視覺（如畏光）、聽覺（如怕吵）、嗅覺（如怕聞到汽油味）等。當然也包括前庭覺，所以**有偏頭痛體質的人比較容易暈車，也比較容易有頭暈，甚至眩暈的毛病**（請見本書第 80 頁，第二部前庭性偏頭痛）。

玩 VR（virtual reality，虛擬實境）遊戲會暈，原理其實和暈車一樣，是一種生理上感覺衝突的現象。我們在玩 VR 時，視覺可能告訴我們正在做雲霄飛車，轉得很劇烈，可是內耳卻知道我們是靜止的！所以這是一種很強烈的感覺衝突，有時造成的動暈現象是比暈車還強烈的！

為什麼會頭暈 ❶

31

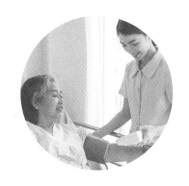

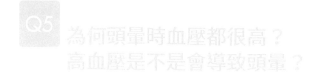

Q5 為何頭暈時血壓都很高？
高血壓是不是會導致頭暈？

　　頭暈時量血壓都很高，也就是說，高血壓會引發頭暈吧？但是頭暈發作時吃了血壓藥，血壓正常了，怎麼仍然還是頭暈呢？

　　一般民眾常常以為高血壓是頭暈的主要原因，其實這是一個誤解。**高血壓並不常引起頭暈，除非血壓非常非常高，到了惡性高血壓的程度，才會引起頭暈頭痛。**

　　一般人的高血壓是不會頭暈的。可是，為什麼很多人暈眩發作的時候血壓量起來都很高呢？原因是，**我們以為是高血壓引起頭暈，其實不然，反而是頭暈引起高血壓！**

　　人在生病不舒服時，血壓本來就容易升高，暈眩發作時當然也不例外，血壓高是自然現象，如果再加上緊張，血壓就會更高了。

　　所以用降血壓藥治療頭暈，是倒果為因，沒有效果的，有時甚至有害！ 因為少數的頭暈，是梗塞性腦中風所引起的，腦血管堵塞了，身體會產生調節反應，反射性讓血壓升高，以維持腦部足夠的血流來防止中風惡化。如果這時刻意地吃血壓藥把血壓降下來，腦部血流不足，中風反而會惡化，不可不慎！

　　相較於高血壓，**低血壓反而比較容易頭暈，特別是姿勢性低血壓，是年長者頭暈的主要原因之一。**

如上一題所述，腦中風可能是頭暈的原因之一，但是並非頭暈常見的原因。根據流行病學的統計，因頭暈到急診室求診的病人中，只有 5％是腦中風引起的。門診的比率比急診更低，所以**不必因為頭暈就過度擔心自己得了腦中風**。

　　那麼什麼情況下的頭暈需要提高警覺，要小心腦中風的可能性呢？如果有以下兩種以上的情況，就要特別留意中風的可能性：

本來就是中風的高風險族群：如年紀很大，又有高血壓、糖尿病、高血脂、抽菸、肥胖，或是以前曾中風的人。

急性前庭症候群：也就是暈眩來得突然，又持續很久沒有緩解。根據研究，急性眩暈發作24小時以上沒有緩解的病人中，有百分之二十到二十五是腦中風。

走路特別不穩：特別是暈沒有很嚴重，走路卻走不好；或是暈已經好多了，下床走路卻還是顛顛倒倒。

除了暈之外，有其他疑似腦中風症狀：比如臉麻、口齒不清、半邊肢體無力等等。

為什麼會頭暈 ❶

聽說「耳朵中風」會造成頭暈？和腦中風有關係嗎？

「耳中風」的正式醫學名稱為「突發性耳聾」或「突發性聽力障礙」，定義是在 72 小時內出現連續三次頻率大於 30 分貝的感音神經性聽力障礙，病人會突然耳鳴，聽力突然下降，有些人會有眩暈、頭暈、走路不穩等不平衡症狀。

雖然叫做「耳中風」，大部分病人其實是病毒感染內耳所引起的，和中風無關，所以主要的治療方法是類固醇治療。

但不可否認，少數病人的突發性耳聾，確實是由供應內耳血流的血管阻塞所造成，是名副其實的耳朵中風了。而內耳的血管是從後腦的血管分支出來的，所以少部分的突發性耳聾確實和腦中風有關係。

根據追蹤研究，突發性耳聾的病人和其他人相比，長期的中風風險會稍微高一些。前下小腦動脈梗塞所引起的腦中風，一開始可能以突發性耳聾為主要表現。所以並不是暈眩的時候有突然的耳鳴、重聽，就是單純耳朵引起的，和腦中風沒關係喔！

什麼樣的突發性耳聾須小心中風的風險呢？留意以下 5 點：

• 兩隻耳朵同時突發性耳聾。

• 突發性耳聾伴隨暈眩，而且走路很不穩。

• 眩暈持續時間很久，都沒有改善。

• 除了耳聾、暈眩，還會有複視（看東西會雙影）或其他腦神經的症狀。

• 病人年紀大，又有「三高」（高血壓、高血脂、高血糖）等中風的危險因子。

2 進一步認識眩暈和頭暈

Q1 怎麼判斷是頭暈，還是眩暈？

在醫學上，「眩暈」代表一種轉動或移動的錯覺；而「頭暈」相對上來講是一個比較模糊而廣泛的名詞。有的醫師把「眩暈」和「頭暈」完全分開看待，但大部分醫師傾向認為「眩暈」是「頭暈」的其中一類。傳統上，我們會把頭暈分為四類：

◆ 眩暈

就是天旋地轉的感覺。背後常代表內耳或腦部的前庭系統出了問題。如耳石脫落症、梅尼爾氏症，或某些小腦中風等，就屬於此類。

◆ 昏厥感

就是快昏倒之前，那種頭重腳輕、眼冒金星、甚至天昏地暗的感覺。這種感覺通常暗示著心血管系統的問題，使得心臟的血流到腦部的量變少，比如姿勢性低血壓，心律不整等。另外，我們後腦或後頸部的血管如果硬化狹窄的厲害，稱為椎基底動脈循環不全，會造成後腦血流不足，也會產生昏厥感。

35

◆ 不平衡感

就是一種走路不穩的不確定感。這種暈感通常只出現在站立或走路的時候，躺著或是坐著的時候不大會發生。這種暈通常代表維持平衡感的系統出了問題，所以站立和走路會不穩，這種不穩定，好像隨時要跌倒的感覺，稱為「不平衡感」，代表性疾病如腦部小血管阻塞、小腦退化、帕金森氏症等等。

◆ 難以形容的頭暈

內科問題引起的頭暈（如血糖過低、電解質不平衡），或藥物引起的頭暈，甚至是精神科的問題引起的暈（如恐慌症、過度換氣症候群），都屬於此類。

所以我們知道，頭暈發生的原因，除了前庭系統之外，其他掌管平衡的感覺、運動系統出問題，或是腦部血流不足、身體的新陳代謝出現異常、電解質不平衡，甚至恐慌、焦慮、憂鬱等情緒問題，都可能導致頭暈。

Q2 眩暈症發作時，為什麼看出去的東西都在轉？

眩暈症發作，是由前庭系統出問題所引起，發作時看出去的景物會天旋地轉，是前庭眼球反射的異常造成的。

前面提到，內耳來的訊息，會經由腦部傳遞給控制眼球運動的小肌肉，維持我們動態視覺的穩定。當一側的前庭系統出問題，我們左右二邊內耳來的訊號變得不平均，就會使眼球轉到某一個方向再跳回來，這就稱為「**眼振（nystagmus）**」，或稱眼震、眼球震顫，因為眼振的關係，看出去的牆壁、天花板、地板就會動。所以，這樣的天旋地轉是眼振所引起的錯覺。

醫生在診斷眩暈症時，眼振的判別是一個很重要的依據！

進一步認識眩暈和頭暈 ❷

前庭眼球反射
導致眼球往右轉

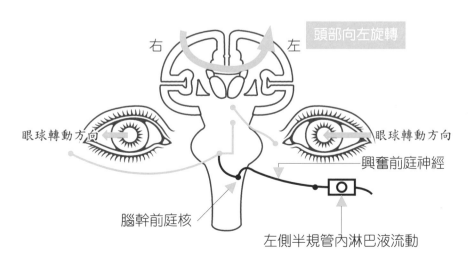

眼球轉動方向　　　　　頭部向左旋轉　　　　眼球轉動方向

右　　　　左

興奮前庭神經

腦幹前庭核

左側半規管內淋巴液流動

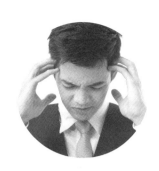

 頭暈感覺很抽象，
該怎麼跟醫師形容頭暈的狀況？

　　根據暈的感覺，我們可以將頭暈分為四大類：眩暈、昏厥感、不平衡感，以及難以形容的頭暈。這樣的頭暈分類，確實對醫生能否做出正確診斷有所幫助。比如一個人的頭暈如果有伴隨快昏過去的感覺，就要仔細查一下有沒有心臟方面的問題或低血壓的情形；又比如一個人的暈，是明顯有天旋地轉的眩暈，則要檢查內耳，或是小腦、腦幹有沒有問題。

　　然而問題在於，一般人頭暈時，都可以很明確的知道「我頭暈了」，可是要講出是什麼樣的暈，大約有一半的人無法說清楚，因為頭暈是一個有點模糊的感覺，有時難以用言語形容。

　　所以，**醫生和病人如果過度執著於這樣的頭暈分法，有時反而會帶來不必要的困擾，因為很多時候，頭暈的感覺太過抽象，是無法分清楚講明白的！**

　　研究顯示，在急診室問頭暈病人是四大類頭暈的哪一類時，有 62％的病人表示自己有二類以上的頭暈，比如同時有眩暈和昏厥感。更有趣的是讓這些病人在 6 分鐘後，被另一位醫生用不同話語再問一次，結果竟然有高達 52％的病人給了跟剛剛不一樣答案！所以代表硬要病人說出是哪一類的頭暈是非常困難的事情。

　　不過，**如果除了頭暈之外，看到的景物是會移動或旋轉，那麼請一定要告訴醫師。因為這個現象稱為「外在性眩暈（external vertigo）」，代表你當下是有眼振的，病因和前庭功能異常有關。**

Q4 除了描述頭暈的狀況，還有哪些線索可幫助
醫師診斷病情？

最新醫學研究顯示，與其強迫病人講出頭暈的感覺，倒不如
了解頭暈發作的時間、發作的型態、誘發暈眩的因素和相伴隨的
症狀，對診斷病情會更有幫助！

🪝 請務必記下頭暈發作的時間長短、會不會復發？以及多久復發一次？

🪝 會不會因為姿勢改變或其他什麼特定原因發作？

🪝 除了頭暈之外，有沒有其他相伴隨的症狀？

這些線索可能正是可以解開頭暈難題的關鍵，所以一定要記
得告訴醫生！

根據發作型態分類

型態	持續時間	代表性疾病
急性 前庭症候群	突然嚴重暈眩、嘔吐，持續 24 小時以上	前庭神經炎和小腦中風
陣發性 前庭症候群	幾秒、幾分鐘或是幾小時	梅尼爾氏症、前庭性偏頭痛、心律不整引起的頭暈、耳石脫落症（BPPV）、姿勢性低血壓
慢性 前庭症候群	持續存在	雙側前庭病變、知覺性頭暈（PPPD）、小腦退化

（症狀）　**急性前庭症候群**　　**陣發性前庭症候群**　　**慢性前庭症候群**

（時間）

第七天　　　　　　第七天　　　　　　數週或月

根據頭暈發作的型態，我們可以將頭暈分為三類：

◆ 急性前庭症候群（acute vestibular syndrome）

突然發生的嚴重暈眩、嘔吐，持續 24 小時以上。這種劇烈的暈眩，病人通常受不了，需要掛急診打止暈、止吐針。大約一輩子只發生一次，不太會復發，可是持續的時間卻很久，之後也可能轉變為慢性頭暈、走路不穩，持續好幾個星期、好幾個月，甚至更久。**代表性疾病是前庭神經炎和小腦中風。**

◆ 陣發性前庭症候群（episodic vestibular syndrome）

這種暈眩發作的時間比較短暫，短只有幾秒鐘，長則好幾個小時，可是比較少持續一兩天以上。雖然暈眩時間較短，可是好了之後，一段時間又會復發。

陣發性前庭症候群又可以分成兩類：

自發性　暈眩是無來由地突然發生。
代表疾病如梅尼爾氏症、前庭性偏頭痛，非前庭疾病的鑑別診斷，如心律不整引起的頭暈。

誘發性　暈眩會因某個事件立刻誘發，比如姿勢改變。
代表疾病是耳石脫落症（BPPV），非前庭疾病的鑑別診斷，如姿勢性低血壓引起的頭暈。

◆ 慢性前庭症候群（chronic vestibular syndrome）

持續一直存在的慢性頭暈。**代表性疾病如雙側前庭病變、持續性姿勢──知覺性頭暈（PPPD）、小腦退化**等。一些內科問題如貧血、低血鈉等，也會產生類似的慢性頭暈。

頭暈的伴隨症狀，常常是診斷疾病的關鍵。如果有以下症狀一定要告訴醫生：

耳鳴、聽力變差

可能暗示著內耳的問題，如梅尼爾氏症、內耳迷路炎、耳性帶狀皰疹。

但要小心後腦血液循環不良也可以產生耳鳴和聽力下降，特別是兩隻耳朵同時出現的耳鳴和重聽。

頭痛、肩頸疼痛

絕大部分的頭暈合併頭痛是一種良性的偏頭痛現象，也就是前庭性偏頭痛。前庭性偏頭痛也很容易合併肩頸酸痛。

但如果頭痛、脖子痛異常劇烈，或是持續很久，休息也不會改善，就要小心椎體動脈剝離（可能演變成中風），甚至後腦腫瘤。

像腦中風的症狀

如嘴歪臉斜、口齒不清、手腳無力、麻木。

有上述症狀出現，腦中風的可能性很高，建議立刻到急診室報到，以免耽誤治療。

走路不穩

頭暈常會伴隨著走路不穩。

不過如果走路不穩和頭暈不成比例，頭暈沒那麼嚴重，走路卻很不穩的話，小腦或腦幹有問題的可能性就比較高。

Q6　如果頭暈就診，醫師通常會做哪些檢查？

因為頭暈的病因非常多，醫師可能會因為所描述的症狀而安排以下其中一項或多項檢查：

◆ 前庭功能檢查

眼振圖

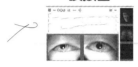

包含眼振測量和其他的眼球運動檢查，可以幫忙鑑別診斷內耳問題，還是腦部問題。

內耳溫差測試

是測量內耳半規管功能的方法。在耳內灌溫水、冷水或熱風、冷風。內耳半規管會因為溫度改變，產生對流或是熱脹冷縮，進而誘發眩暈和眼振，再根據眼振的強弱判斷半規管的功能是否正常。通常和眼振圖的其他檢查一起進行。

視頻頭推測試

是近幾年發展出來的新一代測試半規管功能的方法，在國際上漸漸有取代傳統的內耳溫差測試的趨勢。雖然檢查時需要被快速的、小幅度的轉動頭部，但跟耳朵灌水相比，不舒服的程度少很多，檢查時間更短，而且三組半規管都可以被測量。

前庭誘發肌電位

不同於前面二項檢查是用來測量半規管功能，前庭誘發肌電位是用來測量耳石器，也就是球囊和橢圓囊的功能。

重心動搖儀

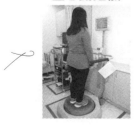

可以測出暈眩時重心不穩的情況，也可以區分出這樣的重心不穩是前庭功能、視覺功能、還是體感覺功能比較有關係。

◆聽覺功能檢查

聽力圖

雖然聽力和頭暈沒有直接的關係，可是有些內耳疾病會伴隨聽力障礙，如梅尼爾氏症，會從低頻的部分開始出現障礙，這要做聽力圖才會分得出來。

聽性腦幹誘發反應

主要可以篩檢出聽神經瘤引起的頭暈。另外腦幹多發性硬化症或腦幹中風因起的暈眩，此項檢查也可能會出現異常。

◆腦部影像檢查

電腦斷層

最普遍的腦部影像檢查，也是眩暈病人在急診室最常接受的檢查。可是要小心的是，即使是腦幹或小腦中風引起的危險性暈眩，在中風剛發生時，電腦斷層掃描也可能會照不出中風，所以檢查正常並不代表就一定沒有中風，需要配合醫師，藉症狀和其他檢查綜合判斷才行。

磁振造影

腦部磁振造影至今仍是檢查腦部結構最精密的檢查，也是很多小中風可以確診的工具。然而磁振造影檢查費用昂貴，檢查又耗費時間，並不是所有暈眩都需要接受磁振造影檢查。

◆心腦血管檢查

頸動脈和顱內血管超音波

可以直接測量頸動脈的狹窄程度，也可以藉由血流值來間接判斷後頸和腦內血管是否有硬化狹窄。椎基底動脈循環不全所引起的暈眩是中風的前兆，嚴重的頸動脈硬化也會造成頭暈，所以血管超音波是很好的篩檢工具。

心臟超音波

心衰竭可能使得心臟送到腦部的血流量不足，也會造成頭暈，可用心臟超音波診斷。

24 小時心電圖監測

心律不整會引起陣發性頭暈，甚至昏厥，這部分可靠 24 小時心電圖監測加以證實。

姿勢血壓測量和傾斜床測試　　姿勢性低血壓是起立性頭暈的主要原因，可以靠測量躺、坐、站（或躺、站）的血壓加以證實。如果有傾斜床測試，測量的敏感度會更高。

◆ 抽血檢查

血紅素和其他貧血方面的檢查。

電解質檢查　　特別是血液中鈉離子過低會引起頭暈和全身無力。

內分泌檢查　　如甲狀腺素、皮質類固醇的不正常，都可能與頭暈相關。

自體免疫檢查　　有些自體免疫疾病會影響內耳或小腦，造成頭暈、步態不穩等現象。

營養素和特別感染症的檢查　　如維生素 B12 缺乏，或耳性、神經性梅毒等，可能引起眩暈或是步態不穩。

住家附近診所若沒這些設備，是否到大醫院看病才安心？

看到以上設備，大家可能會想，原來暈眩可以做這麼多檢查！診所醫師根本沒有這些設備，那是不是應該到大醫院看暈眩？

請特別注意：醫師在聽完您的頭暈症狀後，診斷一般就大概知道了，檢查只是用來確定醫師的想法，通常只需做上述檢查中的一、二項檢查即可確定。所以並不需要每一項檢查都做喔！甚至很多診所醫師經驗豐富，聽完您的描述，再加上一些徒手檢查，就知道診斷了，根本不需要靠任何儀器！所以請安心在診所治療。如果有需要進一步檢查，醫師自然會安排轉診。

明明頭暈,為何檢查結果都正常?是不是醫師醫術不好,才檢查不出來?

　　頭暈病人檢查結果都正常,是很常發生的事,一點也不奇怪!特別是前庭性偏頭痛和持續性姿勢知覺性頭暈。

　　這兩種疾病是慢性頭暈最常見的原因,大約占了頭暈門診30%的病因。而這兩類疾病的檢查結果,經常是完全正常的,因為這些病人的內耳或腦部,並沒有真正的受損,而只是太過敏感,如同是對平衡感或頭暈起了「過敏」反應。

　　這種對頭暈過度敏感或適應不良的反應,儀器檢查是測不出來的!但儀器檢查是測不出來並不代表醫師無法診斷,實際上,國際眩暈學會(Barany Society)已經針對這二類疾病訂定的正式的臨床診斷準則,醫師可以根據病人講述的症狀做臨床診斷,再藉由臨床檢查或儀器檢查排除其他病因,即可正確的診斷並對症治療!

　　另外,早期的梅尼爾氏症,在沒有眩暈發作的時候接受檢查,不管是前庭功能檢查,或是聽力檢查,也可能都會正常。這時候持續的追蹤檢查就很重要!

　　早期聽力雖然正常,但持續追蹤半年、一年,特別在下回眩暈發作時立刻接受檢查,可能就能抓到典型梅尼爾氏症的聽力變化和眼振,而加以確診。

3 常見的頭暈種類 與治療方法

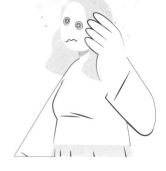

Q1 常見的頭暈有哪幾種？

頭暈的病因有上百種，不同科別看到的頭暈病人會有一些不同，比如**耳鼻喉科**可能有較多的梅尼爾氏症，**神經內科**有較多的腦血管疾病，**精神科頭暈**則以恐慌症佔大多數。

門診和急診的病人族群也不太一樣，在門診我們會看到很多的耳石脫落症，可是在急診，前庭神經炎反而比較常見。

雖然都是頭暈，但是因為病因不同，治療方式也有很大的差異。以下針對這些常見疾病的病因、診斷和治療方法先做一個概略性的介紹：

◆ 前庭神經炎 ➔ 急診室常見的眩暈症

病毒造成內耳前庭神經發炎所引起。

病因
嚴重的眩暈、嘔吐，持續一天以上。幾天後，眩暈漸漸停止，轉變為頭暈，走路不平衡，持續幾個星期，或二、三個月，甚至更久。

治療方面
在改善症狀急性期除了止暈、止吐藥之外，短期的類固醇治療可以改善症狀。過了急性期後，應該儘早停掉止暈藥，開始進行前庭復健運動。

◆ 雙側前庭病變 ➡ 慢性頭暈常見的原因

病因

二側內耳前庭功能都受損所造成的頭暈現象，可由會引起內耳耳毒性的抗生素或化療藥物造成，也有許多人發生的原因不明。

診斷

是慢性頭暈和走路不穩。走路不穩會在暗處行走時更明顯。頭部晃動時，眼前景象會變模糊，甚至跟著一起晃動。

治療方面

並沒有特效藥，主要的治療方式是前庭復健運動。前庭運動可以改善暈感，改善動態視力和讓平衡感進步。但是很難讓暈感完全消失。目前醫學上正在研發類似於人工電子耳的電子半規管。

◆ 梅尼爾氏症 ➡ 最有名的眩暈症

病因

是內耳的內淋巴水腫，至於為何會水腫？目前醫學上還沒有肯定的答案。

診斷

是反覆發作的眩暈，伴隨耳鳴和低頻的聽力障礙。發病的初期，耳鳴和聽力障礙在發作後會回復正常。但發病了一段時間之後，即使沒有眩暈發作，聽力也會逐漸變差，演變為中重度的重聽。

治療方面

有限鹽飲食、血管擴張劑治療和利尿劑治療。如果藥物治療無效，可以考慮經耳膜注射耳內類固醇或 gentamicin 抗生素，甚至手術治療。

◆ 耳石脫落症 ➔ 是最常見的眩暈症

病因　是內耳耳石器內的耳石，脫落至半規管中，造成頭部姿勢改變時，會產生短暫的暈眩。常見誘發暈眩的姿勢，包括：躺下、坐起、在床上翻身、彎腰低頭、後仰抬頭等。

診斷　醫師診斷耳石脫落症的方法很簡單，在「頭位變換的檢查（Dix-Hallpike test & supine roll test）」，觀察是否有典型耳石脫落症的眼振，即可確診。並不需特別精密的儀器檢查。

治療方面　一般止暈藥只能稍微控制耳石脫落症的症狀，主要的治療方法是物理治療，也就是所謂的「耳石復位術」。耳石復位術的治療不但成功率很高，而且治療成功的病人通常會獲得立即的改善。

◆ 前庭性偏頭痛 ➔ 第二常見的眩暈症，

也是慢性頭暈最常見的原因之一

病因　發病的原理和偏頭痛類似，但以暈眩，而非頭痛，為主要表現。頭暈的表現千變萬化，而且不一定會和頭痛一起發生。但這些病人通常有偏頭痛病史，暈眩時容易出現畏光、怕吵等偏頭痛相關症狀。

診斷　以偏頭痛的預防性用藥為主，如鈣離子阻斷劑。持續治療三至六個月，會減少之後復發的頻率。

治療方面　養成規律的生活習慣，充足的睡眠，有氧運動，以及避免吃到容易誘發偏頭痛的食物（例如：含咖啡因飲料、加工肉品和乳酪起司等），都會減少發作的機會。

咖啡　　肉乾　　起司片

◆ **多重感官退化之頭暈** → 老年人常見的頭暈

病因　　內耳、眼睛、身體關節神經等平衡器官，各有若干程度的退化所造成。每一個部位的退化也許都不算嚴重，可是各個部位加總在一起就會造成頭暈。

治療方面　　目前沒有特效藥，以前庭復健運動和預防跌倒為主。另外，情緒影響和藥物副作用，也時常加重這一類的頭暈，所以治療情緒問題和減少不必要的藥物也會改善此類頭暈。

◆ **持續性姿勢知覺性頭暈** → 慢性頭暈最常見的原因之一

病因　　常開始於一場眩暈症，後來眩暈症好了，暈感卻持續存留在腦中，變成慢性頭暈。在視覺複雜的環境，如大賣場、百貨公司，暈感會更加重。原理和於大地震停止後，仍然持續感覺到地在搖的這個現象類似。緊張焦慮、對暈眩再發作的恐懼感是加重此病的因素。

治療方面　　是給予促進血清素的藥物，治療期約半年。認知行為治療、前庭復健運動都是有效的輔助治療。

常見頭暈的種類與病因、診斷和治療參考

病 名	病 因	症 狀	治 療
耳石脫落症	耳石脫落至半規管中	■ 姿勢改變時產生短暫暈眩	耳石復位術
前庭性偏頭痛	和偏頭痛類似	有偏頭痛病史 畏光怕吵	偏頭痛預防性用藥 規律生活習慣
梅尼爾氏症	內耳的內淋巴水腫	■ 反覆眩暈、耳鳴和低頻的聽力障礙	■ 限鹽飲食 ■ 血管擴張劑、利尿劑治療

病 名	病 因	症 狀	治 療
前庭神經炎	病毒造成內耳前庭神經發炎	嚴重的眩暈、嘔吐持續一天以上 眩暈過後會頭暈，走路不平衡	止暈、止吐藥 短期類固醇治療 前庭復健運動
持續性姿勢知覺性頭暈	生理、心理交互作用導致暈感暫留	■ 持續頭暈，在視覺複雜的環境中會加重頭暈	■ 促進血清素的藥物 ■ 認知行為治療 ■ 前庭復健運動
雙側前庭病變	二側內耳前庭功能都受損	慢性頭暈和走路不穩	前庭復健運動
多重感官退化之頭暈	內耳、眼睛、身體關節神經等平衡器官退化	■ 慢性頭暈和走路不穩	■ 前庭復健運動 ■ 預防跌倒

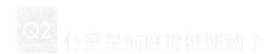

Q2　什麼是前庭復健運動？

　　所謂前庭復健運動，就是一系列特別的運動，可以啟發腦部中樞前庭系統的代償作用，以達到改善頭暈、增進平衡感和穩定動態視覺的目的。簡言之，就是專門用來治療頭暈的復健運動！

　　和止暈藥相比，前庭復健運動也許在治暈方面的效果比較慢，但相對於止暈藥的治標不治本，**前庭復健運動可以改變平衡感的腦神經迴路，達到真正治本的效果**。而且除了頭暈以外，**對於走路不穩、頭動時視力模糊等相關症狀，前庭復健運動都可以根本地改善**，為頭暈病友帶來生活品質的提升！

頭暈原因有上百種，沒有任何一種治療可以對所有的頭暈都有效。

前庭復健運動對內科問題（如貧血）所引起的頭暈，或是藥物副作用所引起的頭暈是沒有效的。

對於陣發性的暈眩，在沒有暈眩發作的空窗期，做前庭復健運動，並沒有辦法預防下一次的發作。

不過，前庭復健運動確實對大部分的慢性頭暈都有一定程度的治療效果。特別是對頭部轉動或走路會加重的暈眩又特別有效。

常見的頭暈種類與治療方法 ❸

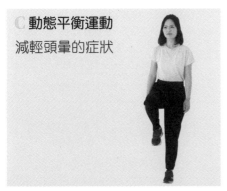

A 視覺穩定運動
增加頭部移動之
視覺穩定度

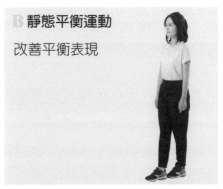

B 靜態平衡運動
改善平衡表現

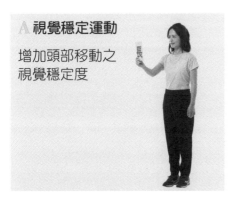

C 動態平衡運動
減輕頭暈的症狀

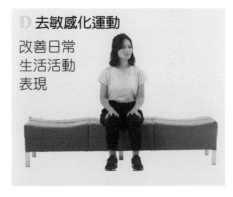

D 去敏感化運動
改善日常
生活活動
表現

Q4　前庭復健運動對付哪幾種頭暈最有效？

◆ 前庭神經炎

在過了急性眩暈期之後，常會演變成為慢性頭暈，前庭復健運動是對這樣的慢性頭暈，唯一有效的治療，而且是相當有效！

如果有每天按時做前庭復健運動，一個半月左右會收到明顯的效果，不但頭暈會明顯改善，走路時的平衡感也會漸漸恢復正常。病人就可以完全和止暈藥說掰掰！

◆ 對雙側前庭病變

對雙側前庭病變來說，目前唯一有效的治療就是前庭復健運動。但因為二側前庭功能都受損了，需要持之以恆運動更長的時間才會得到效果。

一般來說，**如果有持續的運動三到六個月，走路的平衡感會有明顯的改善，頭晃動時視力模糊的現象也會好很多**。暈感的改善則會比較緩慢，大約持續運動六個月，會有一定程度的進步。

◆ 老年人多重感官退化引起的頭暈

現在國際上認為，前庭復健運動是最重要的治療方法。因為這類頭暈特別容易造成老年人跌倒，而老年人因為骨質疏鬆的關係，一跌倒恐怕就得面臨骨折、開刀、臥床等一連串麻煩。

前庭復健運動不但會改善頭暈，也會增進老年人的平衡感，減少跌倒發生的機會！

Q5 前庭復健運動對於哪幾種頭暈也有改善效果？

◆ 耳石脫落症

治療方式是「**耳石復位術**」。這是一種物理治療，也是廣義的前庭運動的一部分（詳見本書第 69 ～ 74 頁）。

在耳石脫落症被成功治療之後，有部分病人會有一些殘留的暈感，這時，前庭復健運動中的某些項目，如布朗特——道夫運動，就可以改善這些殘存的頭暈，甚至對預防耳石症的復發有一定效果。

◆ 腦中風等腦部病變

對於腦中風所引起的中樞性眩暈，復健治療本來就是重要的治療之一。如果在原本的復健治療中，加強前庭復健運動的部分，對中風後的慢性頭暈，也會有一定程度的改善效果。

◆ 持續性姿勢知覺性頭暈

主要的治療方式，是以促進腦內血清素的藥物治療。然而，這樣的藥物治療，常常無法達到百分之百的效果。這時，前庭復健運動就是很好的輔助治療。

特別是知覺性頭暈的病人，容易在大賣場、百貨公司等人多、貨品多的地方特別暈，**前庭復健運動可以有效地改善這種眩暈現象**。

布朗特——道夫運動

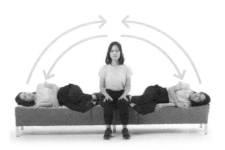

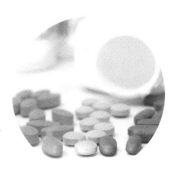

Q6 對於哪幾種頭暈應以藥物為主、前庭復健運動為輔？

◆ 梅尼爾氏症

梅尼爾氏症應以藥物治療為主。但對於以下二種情況，前庭復健運動會有幫助：

在梅尼爾氏症晚期	有少部分的病人會演變成雙側前庭病變，變成沒眩暈發作時也會慢性頭暈。這種情況下，前庭復健運動就可以改善這種慢性頭暈。
少部分對藥物治療無效的難治型梅尼爾氏症患者	會接受 gentamicin 耳內注射治療，或是接受前庭神經切斷術。

Gentamicin 是一種具有耳毒性的抗生素，會破壞半規管內的毛細胞，所以完成注射療程後，因為內耳前庭功能被破壞了，眩暈就不會發作，可是會有一點持續性頭暈和平衡失調的後遺症。這時，執行前庭復健運動就可以改善這些治療的後遺症。

◆ 前庭性偏頭痛

　　應以生活習慣的調整和藥物治療為主。雖然有一些研究顯示，前庭復健運動對前庭性偏頭痛也有效果，可是筆者的經驗顯示，如果在沒有適當的藥物治療之下，就讓這類患者做前庭復健運動，頭暈反而更嚴重！

　　這是因為前庭性偏頭痛的患者，動量現象本來就比一般人敏感的緣故。所以這類患者如果要試試前庭復健運動是可以的，但請在藥物治療一段時間，頭暈有一些改善之後再開始嘗試會比較適合！

去敏感化運動

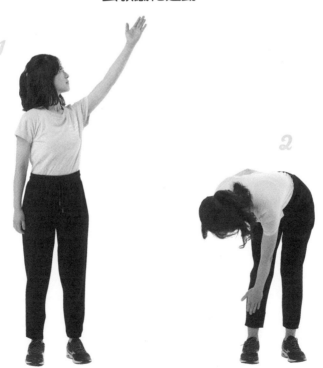

第二部

暈眩診療室——
臨床有感的6種
常見病症解析

1 耳石症

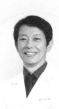

吳宜璋
醫師

// 學經歷 //

- 高雄醫學大學醫學士
- 部立台南醫院耳鼻喉科主治醫師
- 台南新樓醫院耳鼻喉科眩暈主治醫師

// 現任 //

- 安田耳鼻喉科診所院長、附設眩暈治療中心醫師
- 部立台南醫院耳鼻喉科兼任眩暈主治醫師

「醫生，我半夜要起來上廁所，剛一起身，發現屋頂天旋地轉，連坐也坐不住，還往後倒了下去。輾轉躺了很久，才能起身慢慢坐起來，然後一整天都頭昏昏、重重地，頭重腳輕的感覺。稍微低頭或抬頭，竟然又暈了起來……。」

醫生說：「你可能是耳石脫落了！」

▼

「醫生，前些日子，我出了車禍，頭上縫了幾針，也照了電腦斷層，只是輕微腦震盪，並無腦出血或損傷。但最近幾天起床會暈，床上翻身，蹲下來撿地上的東西也會暈，轉身快一點，也不舒服。我是怎麼了？」

醫生說：「你可能是耳石脫落了！」

「醫生啊！什麼是『耳石』，是『耳屎』？耳朵裡面怎麼會有石頭？」、

「我的耳石怎麼會掉了，是因為我常常挖耳朵？」

「嚴不嚴重啊？會不會好？」

「我以前都沒有這樣，怎麼會這樣啊？」

「我的腦袋有沒有問題呀？有沒有長東西呀？」

以上這些問題，是常常在診間聽到頭暈病人說的。

「良性陣發性姿勢性眩暈」，又稱為「耳石症」。目前學者認為[註1]：「當耳石因為某種原因，從內耳的耳石器脫落，跑到半規管內，影響了半規管的內淋巴流動，於是便破壞了平衡，引起了眩暈的症狀。」

內耳的主要兩大平衡器官包括「耳石器和半規管」。耳石不是「耳屎」，它是每個正常人內耳中都有的構造，它存在內耳的耳石器中，是人類感知身體的線性加速度，使身體維持平衡的重要的構造。其中含有碳酸鈣的結晶體，樣子在顯微鏡下呈現「石頭狀」，所以稱為「耳石」（otolith）。

由於耳石的作用，讓我們在靜止的時候，還能夠感知身體在空間的位置，屬於靜態的平衡器官。

相對而言，半規管又有什麼作用呢？內耳的半規管，在頭部發生轉動的時候，帶動半規管內的內淋巴流動，刺激到壺腹（ampulla）內的頂帽（cupula），而產生神經訊號，使我們能夠偵測到動態時，身體在空間的加速度變化。

每個人的耳朵左右側，各有三條半規管，包括水平半規管、後半規管和前半規管，彼此互相垂直，偵測三度空間的加速度變化，進而將資訊傳遞到腦，再由腦發出命令傳至身體各部位協同作用，作出即時的反應，而維持了動態的平衡。

耳石症 ❶

（註1）耳石症治療的見解

　　目前耳石症的成因，普遍學者的說法是橢圓囊耳石，由於疲勞、外傷或其他不明原因，從前庭剝落、移位、漂流到內耳半規管的淋巴液中，從而刺激半規管，影響了平衡功能，產生耳石症。而筆者認為半規管的碳酸鈣沉澱物（耳石）不一定是由「前庭」剝落、移位，漂流到半規管。而耳石症的痊癒並非只能靠移出半規管內的耳石而痊癒（當然移出來最快）。

　　如果半規管內存在某種反應式的平衡，耳石在半規管的生成，也許是此反應的平衡遭破壞，導致碳酸鈣的沉澱物生成。而耳石症的自癒性，也可以用耳石應平衡條件的改變而溶解，而不一定是耳石漂移出半規管。不過以上的論述純屬筆者臆測，僅供參考。

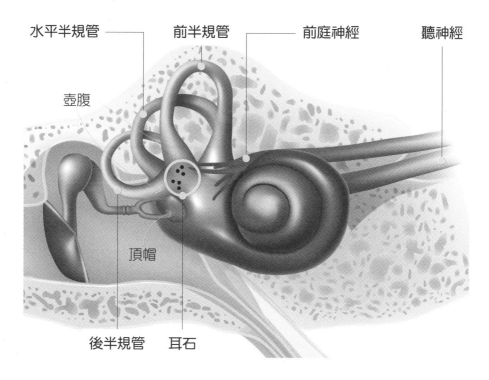

水平半規管　　前半規管　　前庭神經　　聽神經

壺腹

頂帽

後半規管　　耳石

頭部有動作時，**脫落的耳石漂到半規管內，導致內淋巴流的流體力學異常，產生壺腹內頂帽的感知異常，或耳石漂到壺腹中黏到頂帽上**。如此造成兩側平衡訊號不一致，而引起「耳石症」。

就好像一條左右兩側各配有一個引擎（內耳）的船，假設右引擎發生故障，動力變小，這一條船就會開始偏向右邊（如同頭暈症狀發作時，身體不太平衡，頭重腳輕的感覺）。若甚至右引擎沒有動力，左右動力差異過大，這條船甚至會順時針旋轉（眩暈發作，天旋地轉）。

而我們內耳每側各有三條半規管，耳石漂到不同半規管，會引起不同位置的耳石症，因此又可分為三種：**後半規管耳石症、水平半規管耳石症、前半規管耳石症**。

耳石症 3 種分類

1	*2*	*3*
後半規管 耳石症	水平半規管 耳石症	前半規管 耳石症

三種耳石症誘發的頭部動作有些差異：一般來說，低頭、抬頭、躺下、**坐起等垂直起降的動作所引起的眩暈，與後半規管及前半規管有關**。**轉頭、翻身與水平半規管較有關係**。但是因為人的頭部動作很少單純垂直或水平，所以根據動作的方式，只是大概的區別。況且如果耳石同時漂到兩個半規管，那症狀就更複雜了。

耳石症 **❶**

Q3 什麼原因會導致耳石症？

◆ 原因一：頭部外傷、頭部震盪性外傷

　　包括因交通事故、運動傷害、跌倒、牙科處置、鬥毆家暴等，**可能是物理性的震盪頭部，導致耳石脫落，耳石器受損而產生的症狀**。臨床上有可能在外傷當下發生眩暈，也有可能在幾個月後，甚至幾年後發作。台灣由於機車的意外事故頻仍，常常會有頭部的震盪，所以此因素又較其他國家明顯。

◆ 原因二：其他內耳的眩暈症問題

　　其他內耳眩暈症由於內耳組織的病變，內耳微細循環或離子濃度產生異常的變化，也可能合併引起耳石器產生變化，而引起耳石症，例如梅尼爾氏症、前庭神經炎、內耳迷路炎（詳見第115頁）。內耳的微細血液循環或其他內耳調節的異常，對這些內耳眩暈的發作有密切而相互的影響。

　　前庭神經炎發作後，有一些病人合併發生後半規管的耳石脫落，也有在前庭神經炎發作前，先發生耳石脫落症狀的狀況。

　　於是，在**前庭神經炎、梅尼爾氏症等其他原因的眩暈症發生後，也容易合併出現耳石症的症狀**。這種耳石脫落的症狀，有可能馬上發生，但也可能在其他眩暈發作後，經過一段時間再單獨發作。

這也可以解釋，隨著就醫時間點的不同，不同醫師的診斷也會有所不同。因此眩暈原因的診斷，對一般醫師而言，有一定的挑戰。

◆ 原因三：內耳結構機能的老化、退化

內耳的老化，從 50 歲到 60 歲之間開始。

據推測，鈣離子是維持耳石穩定重要的物質，隨著內耳老化，鈣離子被前庭的毛細胞釋出，導致耳石的變性，在電子顯微鏡下，我們可以看到球囊與橢圓囊中的耳石脆化、空洞化、脫落。

也就是說，**隨著老化的過程，內耳的微細循環的離子環境改變，造成耳石的附著蛋白失去功能，便引起耳石的脫落。** 而這些脫落的耳石在半規管內，導致內淋巴流的流體力學異常，或感受細胞的結構異常，而引起耳石症的症狀。

◆ 原因四：其他因素

除此以外，**非習慣性的頭位姿勢改變，例如：開始練習倒立、因應手術後需要，一段時間的單側睡，也有可能造成耳石脫落。** 頸部按摩、復健、整脊的動作也有誘發耳石症的案例，但其相關性還需要進一步研究才能確認。

哪些人容易發生耳石症？

　　小朋友也會發生，但小朋友、青少年通常比較好動，頻繁的頭部運動，所以就算發作耳石症，通常在兩天內就可能恢復。

　　所以兩天內沒有檢查，大概只剩四分之一的小病人還會有症狀。因此 18 歲前，罹患率統計下來就可能偏低。然而會發作的可能原因，統計結果以輕微的頭部震動外力（意外、運動、看牙醫等）造成的耳石症為主。

　　若是時常發作，可能跟家族史中有偏頭痛病史有關。這類小朋友通常「沒有」頭部外傷的病史，而且出現的耳石症常常同時影響到後半規管和水平半規管。

　　而 18 歲到 40 歲之間的青壯年人，經驗上除了頭部外傷（交通事故，特別在台灣）外，瑜珈、跑步、游泳、需要低頭、抬頭、仰頭動作的工作者等發生耳石症，佔有一定的比例，不過這也是統計之後的結果。

　　而 40 歲以上，中老年人，除了頭部外傷外，則以合併其他內耳疾病居多（例如：前庭神經炎、內耳迷路炎、梅尼爾氏症等），可能是因內耳疾病、內耳機能不良，或退化造成不健康的內耳環境，而引發了耳石症。

首先，一個專業的眩暈醫師（耳鼻喉科、神經內科或家醫科
對眩暈症有研究的醫師），面對耳石症，除了詢問病史之外，會
做各種姿勢性的頭位檢查，並依照觀察到的眼振型式（眼球振動
的方式），判斷是否為耳石症？

接著再依照不同方式的眼振，定位是哪個半規管出了問題，
最後選擇適當的復位術，解決各種不同位置的耳石症。

耳
石
症
❶

眼振形成示意圖

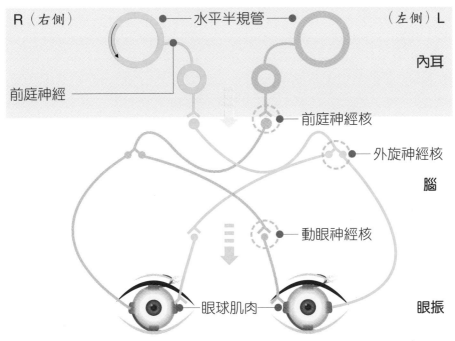

內耳與腦的神經傳導異常，會形成不同形式眼振

所以不同的「眼振」是醫師診斷的線索。

其實除了診斷耳石症外，奇怪、不尋常的眼振往往也是其他眩暈症診斷的關鍵。於是除了肉眼外，專業的眩暈醫師還會使用各式儀器，如：紅外線暗室眼動觀察（Videonystagmoscopic exam）做詳細的眼振評估，用以鑑別診斷。

眩暈的專門醫師，可以經由專業的問診、眼動檢查、姿勢性改變檢查，並根據檢查時，眼球運動的相對變化（眼振），判斷出引發症狀的半規管，得到診斷結果。再針對引發症狀的半規管，使用各種方式的耳石復位術 （CRP, canaliths reposition procedure）處理。

處理後眩暈通常可以得到快速的緩解。因為每個人的狀況不同，七至八成的病人在兩個星期內會痊癒。但是如果無法馬上就醫，或有耳石脫落病史，可以依照下面指示進行自我評估和處理，也許可以得到改善。

◆ 耳石症的自我評估及處理

遇到了「耳石症」，找不到醫師，或還沒看醫師，可以怎麼辦？可以自己作復位嗎？

發生了姿勢性眩暈，你可以怎麼做？首先，不要慌，可以嘗試以下步驟：

步驟① 嘗試起床、移動身體，或改變頭的位置方向。

狀態一	如果感覺到很暈、很想吐、坐不住或站不住，請先休息，找到一個不暈的姿勢（坐、臥或躺）後，就維持該姿勢，不要亂動，過 10 分鐘後再重新評估。待過了 10 分鐘可嘗試起床、移動身體，或改變頭的位置方向。
狀態二	如果還是很暈、很想吐，甚至已經嘔吐，過了 1 分鐘內仍坐不住或站不起來，那可能是其他原因的眩暈急性發作，而不是耳石症。如此便不要再測試，先休息或直接就醫（尤其是第一次發作時）。

　　若「嘗試起床，移動身體，或改變頭的位置方向」還是暈，但是暈的症狀在 1 分鐘內有明顯好轉，即可進入第 ② 步驟測試耳石的狀況。

步驟② 測試耳石有無脫落：

1 側頭兩面躺（Dix-Halpike test）	**測試「後半規管耳石症」** 　　在床上放置一個枕頭，然後先將頭向右（左）側轉 45 度，然後以「後上背部」躺向枕頭（使頭部懸垂在枕頭外）（詳見第 69 頁）。
2 平躺兩側翻（supine-roll test）	**測試「水平半規管耳石症」** 　　身體先躺平後，將身體整個側翻至右側（或左側），維持此姿勢，如果在 30 秒內產生眩暈情形，暫且等到較不暈。30 秒後再將身體整個翻向對側，再評估 30 秒（詳見第 74 頁下方）。

　　首先做「側頭兩面躺」的測試，這個測試主要在檢查兩側的後半規管有無耳石脫落。在床上放置一個枕頭，然後先將頭向右（左）側轉 45 度，然後以「後上背部」躺向枕頭（使頭部懸垂在枕頭外）。

如果在 30 秒內產生眩暈情形，則是檢查呈陽性，代表可能有右（左）後半規管的耳石問題，此時可以嘗試後半規管自我耳石復位術（Self-Epley maneuver），詳見本書第 70 頁分解示範圖。

如果「側頭兩面躺」檢測（詳見第 69 頁），並無眩暈發作，表示檢查呈陰性。那接下來就測試「平躺兩側翻」（詳見第 74 頁下方），這個檢查主要是測水平半規管有無耳石症。

身體先躺平後，將身體整個側翻至右側（或左側），維持此姿勢，如果在 30 秒內產生眩暈情形，暫且等到較不暈。

30 秒後再將身體整個翻向對側，再評估 30 秒。平躺時，不管翻左邊還是翻右邊，會暈就代表檢查結果呈陽性，水平半規管可能有耳石脫落！

此時請注意：雖然側翻二邊可能都會暈，會有一邊比較暈，另一邊比較不暈！ 如此便可嘗試「睡比較不暈的一側，臥床休息」至少兩天，症狀可能就可以改善。也就是說，當你左右翻身都會暈時，往後至少兩天，或幾天內，躺下睡覺時，儘量睡較不暈的那一側，就有機會可以解決水平半規管的耳石的問題。

水平半規管的耳石症，雖然在「平躺」睡時會比較不暈，但是如果睡「對」側邊，雖然剛側睡時會有點暈，不過幾分鐘後暈會消失，但卻有耳石自我復位的效果。

如果步驟 2 的兩項測試都沒有特別眩暈的症狀，那可能需要就醫，由專業的眩暈科醫師，做進一步的診斷及治療。

右後半規管
耳石症自我檢測

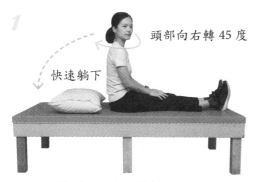
1

頭部向右轉 45 度

快速躺下

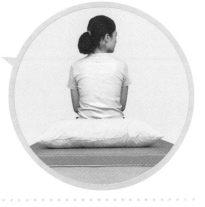

頭部向右旋轉 45 度，快速躺下。

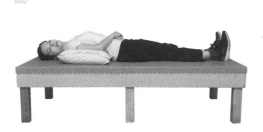
2

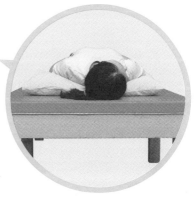

肩膀移至枕頭上，頭部懸垂在枕頭外，
並維持頭向右側轉 45 度的姿勢。

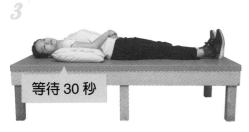
3

等待 30 秒

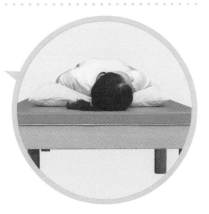

現在，您要等待 30 秒，若是產生眩暈，
代表可能有右後半規管耳石症（可繼續
執行以下步驟，嘗試自我耳石復位）。

右後半規管
耳石症自我復位術

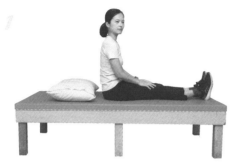

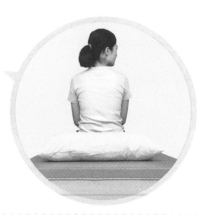

坐在床上，將頭部向左轉 45 度，並在身體後面置一枕頭。

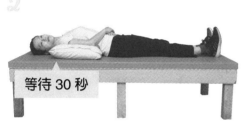

等待 30 秒

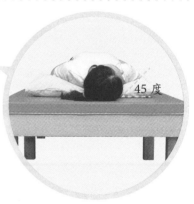

往後躺下，使枕頭位於肩背處，而使頭仍保持向右 45 度，且懸垂於枕頭邊緣，停留 30 秒。

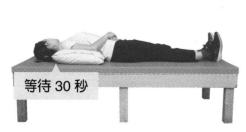

等待 30 秒

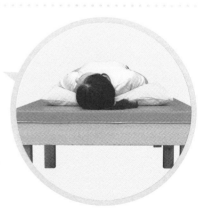

將頭向左轉 90 度，停留 30 秒。

4

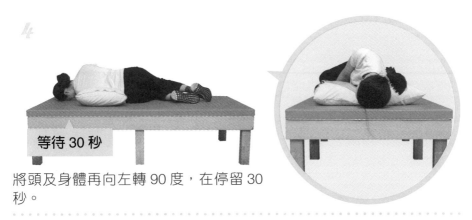

等待 30 秒

將頭及身體再向左轉 90 度，在停留 30
秒。

5

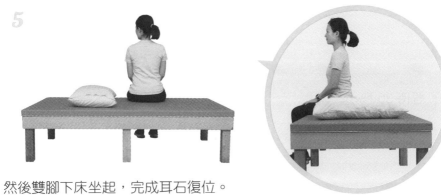

然後雙腳下床坐起，完成耳石復位。

※ 特別感謝台中慈濟醫院公共傳播室——馬順德先生協助第 69 ～ 74 頁的圖片攝影。

左後半規管
耳石症自我檢測

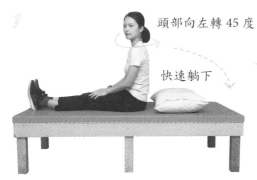
頭部向左轉 45 度

快速躺下

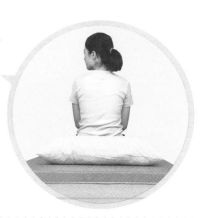

頭向左旋轉 45 度，快速躺下。

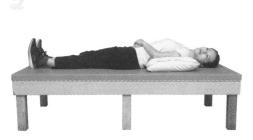

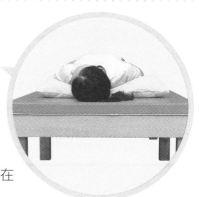

現在，您的肩膀應該在枕頭上，頭懸垂在
枕頭外，並維持側頭向左 45 度的姿勢。

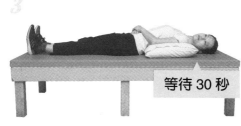
等待 30 秒

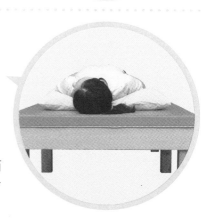

等待 30 秒，若產生眩暈，代表可能有
左後半規管耳石症（可繼續執行以下步
驟，嘗試自我耳石復位）。

左後半規管
耳石症自我復位術

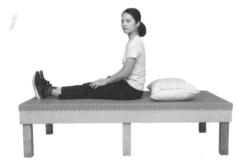
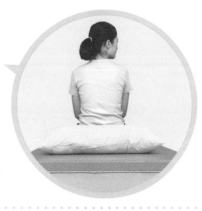

1

坐在床上,將頭部向左轉 45 度,並在身體後面置放一個枕頭。

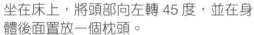

2

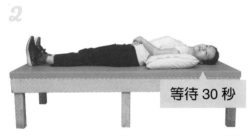
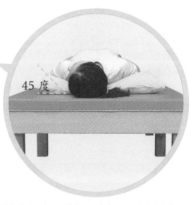

等待 30 秒

45 度

往後躺下,使枕頭位於肩背處,而使頭仍保持向左 45 度,且懸垂於枕頭邊緣,停留 30 秒。

3

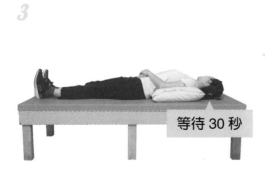
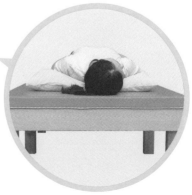

等待 30 秒

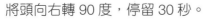

將頭向右轉 90 度,停留 30 秒。

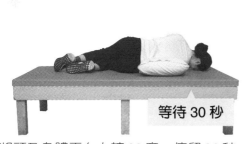

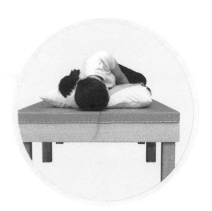

等待 30 秒

將頭及身體再向右轉 90 度，停留 30 秒。

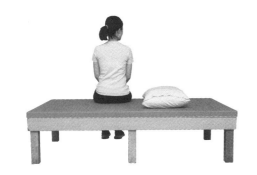

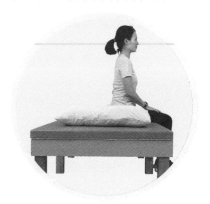

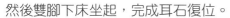

然後雙腳下床坐起，完成耳石復位。

水平半規管耳石症

自我檢測平躺兩側翻

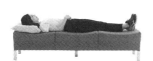

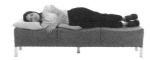

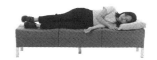

▲ 先平躺 30 秒。

▲ 翻身至右側，維持 30 秒。

▲ 再翻身至左側，維持 30 秒。

※ 如果翻身時會誘發眩暈，代表可能有水平半規管耳石症。此時可嘗試在睡覺時側躺在較不暈的那一側，耳石有機會自動復位。

姿勢性暈眩的自我評估
發生姿勢性暈眩，可以這樣做

狀況 1　持續很暈　　➡　立刻就醫

狀況 2　暈一分鐘會好轉　　可嘗試以下自我檢測

檢測方式
⬇

A 側頭兩面躺
（Dix-Halpike test）
⬇
陽性
⬇
自我耳石復位術
（Self-Epley maneuver）

B 平躺兩側翻
（supine-roll test）
⬇
陽性
⬇
側躺較不暈側

檢測結果
⬇

A、B 皆為【陽性】　　自我耳石復位術＋側躺不暈側

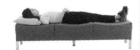

or

A、B 皆為【陰性】　　尋求醫師診斷和治療

75

「我以前眩暈發作，一天就會好了，前兩個星期的星期一，我突然暈到吐、站不起來，好不容易去附近診所打針吃藥後，症狀減緩了，可是，有時候還是暈。

尤其是起床或躺下時、低頭撿東西或抬頭晒衣服，會突然暈一下。連在床上翻身時都會不舒服，多翻幾次就有點噁心的感覺，這一次的發作，是不是特別嚴重？」

以前的發作可能只是急性眩暈發作（梅尼爾氏症、前庭性偏頭痛），一天內症狀就會明顯改善。**但如果急性眩暈後，合併發生了耳石症，就會造成眩暈症狀的「藕斷絲連」**，而且**也有些人的耳石症會與其他眩暈交替發作。**

病人因此納悶：「怎麼這個醫師說，我是梅尼爾氏症，另一個醫師卻說，我是耳石脫落？」

請放心，這不是醫師診斷的問題，**同一個人可能同時存在兩種眩暈診斷的可能，同一次的發作也有可能有兩種眩暈先後發生的可能。**雖然好像有些複雜，但只要確實診斷，兵來將擋，水來土掩，找出病因，都能得到良好的控制。

Q7 「耳石」的問題會造成姿勢性的眩暈，但是
「姿勢性」的眩暈是否都是耳石的問題呢？

其實除了耳石症外，下列情形也會有姿勢性眩暈的發生，這些狀況就需要請眩暈專門的醫師，好好的做鑑別診斷。

前庭性偏頭痛
（vestibular migraine）

發生在年輕女性居多的「反覆性發作」的姿勢性眩暈，可能不一定是耳石症，而是偏頭痛的一種：前庭性偏頭痛（vestibular migraine）；這類病人常常在發生急性眩暈後，約半數會續發姿勢性眩暈。

外淋巴瘻管
（perilymph fistula）

除了姿勢性眩暈外，通常在打噴嚏、咳嗽、搬重物時會造成暈眩。

前庭陣發性暈眩
（vestibular paroxysmia）

這是一種可能由於腦部血管壓迫到腦神經引起的姿勢性眩暈。

頭部伸展性眩暈
（Head-extension vertigo）

雖然後半規管的耳石症在躺下時也會有頭部伸展的動作，會誘發耳石性眩暈，但同樣的動作，卻可能由於椎動脈（Vertebral artery）受牽扯、壓迫、主動脈竇（Carotid sinus）的敏感，或頸部體表感覺接受器異常等原因造成頭部伸展性的眩暈。

中樞性姿勢性眩暈
（Central positional vertigo）

腦部異常發生的姿勢性眩暈，也就是所謂「惡性」陣發性姿勢性眩暈（MPPV, malignant poaoxysmal positional vertigo）。

Q8 如何預防耳石症的發作呢？

藉由探討過耳石症的成因，我們應該「避免頭部外力衝擊，頭部外傷。不要有過度的頸部運動或按摩。良好的睡姿與睡眠品質並積極的治療與控制其他原因的眩暈症」。如此，盡可能的預防耳石症的發生。

而對於「反覆性發作」的耳石症患者。可能與不良的生活形態包括缺乏良好的戶外活動，少曬太陽缺乏運動有關；而焦慮、憂鬱、緊張的「精神因素」也有可能是造成反覆性耳石症發作的因素之一。

研究顯示，缺乏維生素 D，可能會影響耳石的代謝，造成耳石症的發作。所以**適度的補充鈣質和維生素 D 可能可以預防或減少耳石症的反覆發作**，而人體的皮膚也有自我合成維生素 D 的機制，但是需要太陽光的幫忙，所以適當的陽光下活動，也是重要因素。

除此以外，適當的姿體運動，也可能預防耳石症的產生。其中「太極拳」這種運動，在外形結構上，是一種多角度前庭刺激並訓練本體感覺，平衡統合運動；在內在心理層次上，結合放鬆、冥想與腹式呼吸的運用，所以經由不間斷的練習，可以增加健康的信心，改善情緒，減緩憂鬱。

所以「**到戶外曬曬太陽，打打太極拳**」，不僅幫忙自身合成需要的維生素 D，也能訓練前庭、小腦及身體的平衡機能，並改

善情緒、減少憂鬱，真是不失為極佳的運動，值得推薦。

　　耳石症是罹患眩暈病人中，最常見的疾病，但也是最容易治療的眩暈症。希望在發病的當下，您能透過本章節的指引，讓耳石症的症狀得到立即性的改善。日常生活中保持正向、平順的心情，不必再擔憂耳石症的發生。正向而健康的身心狀態，也是預防其他疾病的重要因素。

小心「惡性」陣發性姿勢性眩暈

　　一位公司主管來到神經內科門診，自述躺下、起床時都會有暈眩的感覺。查詢網路的醫療資訊後，覺得應該是「耳石症」，所以掛號來看醫生。

　　起初的醫生研判是後半規管耳石症，所以做了復位術，但沒有明顯改善，於是又看了眩暈特別門診，在平衡檢查中，進一步進行「紅外線暗室眼動觀察（Videonystagmoscopic exam）」，發現微弱的方向改變的離地性雙側水平眼振，於是依水平半規管耳石症做了復位治療。但經過治療幾個星期，症狀仍無明顯好轉，便安排了磁振造影檢查，才發現，原來是小腦腫瘤。

　　耳石脫落症會引起姿勢性眩暈，然而姿勢性眩暈不一定是耳石脫落。姿勢性眩暈可能是「良性」的陣發性姿勢性眩暈，當然也可能是「惡性」的陣發性姿勢性眩暈（MPPV, malignant poaoxysmal positional vertigo），罹患腦部腫瘤或是中風，佔所有姿勢性眩暈的5%，發生率雖然不高，但卻要小心留意。

　　如果因為判斷為姿勢性暈眩，經過耳石復位的治療，過了兩個星期症狀無明顯改善，或合併有其他神經學症狀，例如：持續性的步態不穩、視覺問題、頭痛等，一定要再進一步的診斷。總之病程過久，或反覆頻繁發作的姿勢性眩暈，都應請眩暈專門醫師好好的鑑別診斷。

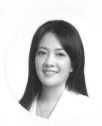

李薰華
醫師

// 學經歷 //

- 神經科專科醫師
- 神經重症專科醫師
- 臺北醫學大學醫學臨床醫學研究所博士
- 英國倫敦大學神經耳科進修
- 衛福部立雙和醫院神經科主治醫師
- 雙和醫院眩暈及平衡障礙中心醫師

// 現任 //

- 臺北醫學大學附設醫院神經科主治醫師
- 台灣神經學學會自律神經暨暈眩學組委員
- 臺北醫學大學醫學系助理教授

2 前庭性偏頭痛

劉小姐是一位 33 歲的粉領族，從高中開始，偶爾會感到頭暈和頭痛，尤其是生理期前後。劉小姐的妹妹和媽媽也都有類似的狀況。症狀輕時只有一點頭沉沉的暈，有時候頭會有一點隱隱作痛的感覺。

但是如果沒睡飽或壓力大，會出現嚴重的天旋地轉和劇烈頭痛，幾乎都得臥床休息，而且噁心、嘔吐、畏光、怕吵，至少持續兩三天，生理期前後特別明顯。在朋友的轉介下來到我的門診就醫。

第一次接觸，劉小姐的臉色極差，走路不穩，包包裡還隨身攜帶嘔吐袋，並且訴說已經看過許多間耳鼻喉科以及內科診所，但皆給予止吐、止暈藥劑，她覺得是治標不治本，總不能年紀輕輕從此都要靠藥物這樣過生活吧？

經過問診及釐清後發現，劉小姐是很典型的「前庭性偏頭痛」，家族中有類似症狀，經給予偏頭痛的控制預防藥物和避免相關誘發前庭性偏頭痛的刺激因子，也在門診教導簡易的平衡復健運動，讓她回家練習。

每天 20 分鐘的居家復健也激起了劉小姐的運動魂，平時害怕頭暈，不敢運動的她，現在每天都會去學校的操場活動呢！這樣來回門診一個月左右，劉小姐的眩暈及頭痛狀況已獲得明顯的改善，而且身體變得更健康了。

前庭性偏頭痛又稱為偏頭痛性眩暈，是一種以暈眩為主要表現的偏頭痛。大家可能會覺得疑惑，偏頭痛明明是一種頭痛啊！怎麼會以暈為主要症狀呢？

其實最新的醫學研究認為，偏頭痛是一種中樞神經敏感的現象，可以視作腦袋瓜的「過敏」。除了頭痛之外，偏頭痛患者也會對其他的感覺敏感，比如說對視覺、聽覺，甚至嗅覺敏感，所以發作時會有畏光、怕吵的現象，也會對特殊的氣味難以忍受。如果對內耳前庭覺敏感，自然就會暈眩，而暈眩正是偏頭痛病人，除了頭痛之外，最常抱怨的症狀！

現在國際上治療眩暈的醫學專家們認為，前庭性偏頭痛是一般人第二常見的眩暈症，僅次於耳石脫落症，更是自發性反覆性眩暈最常見的原因！然而前庭性偏頭痛這個病完全被國際上認可，也只是這十年間發生的事。下個段落，我們會簡介一下前庭性偏頭痛被發現的歷史。

前庭性偏頭痛 ❷

前庭性偏頭痛的由來

許多人會抱怨頭痛又頭暈，到底這是分開的兩個疾病，還是同一個疾病呢？

其實早在一百多年前，法國的梅尼爾醫師（Prosper Meniere）發表的文獻中就已經記載了前庭性偏頭痛的現象，他發覺有偏頭痛的人特別容易眩暈，所以偏頭痛和眩暈一定有某種程度的關聯性！可惜的是，當時梅尼爾醫師的「前衛」看法不被醫界重視。二十世紀中葉以前，大家還是覺得眩暈是眩暈，偏頭痛是偏頭痛，二者並不相關。

許多病人會無來由的反覆暈眩，查不出原因，也沒有梅尼爾氏症典型的聽覺症狀，但他們通常被當成「不典型梅尼爾氏症」治療。但到了 1979 年，學者史萊特（Slater）發現許多反覆發作的暈眩，可能不是「不典型梅尼爾氏症」，也不是復發性前庭神經炎。

史萊特進一步發現，這些人要不是自己有偏頭痛，就是他們的親人有偏頭痛。而且，一般誘發偏頭痛的因素，比如睡不好、壓力大，或是一些特別的食物，會誘發這類暈眩發作。所以史萊特認定，這種反覆發作的良性暈眩，是一種和偏頭痛有關的眩暈症。之後二十年，越來越多專家觀察到眩暈症和偏頭痛的關係，但是因為沒有辦法靠抽血或其他檢查證實，所以這個病到底存不存在一直很有爭議。

許多學者提出了偏頭痛相關性眩暈，偏頭痛相關的前庭病，偏頭痛眩暈等診斷，都是在界定頭暈又頭痛的狀況。到了二十世紀初，紐豪瑟（Neuhauser）等學者用流行病學的方法證實了眩暈和偏頭痛緊密的相關性，並且提出了一套完整的臨床診斷的標準，這套標準經過反覆討論修改，2012 年變成了國際眩暈學會（Bárány Society）和國際頭痛學會的官方版本。於是前庭性偏頭痛這個「新」的疾病，終於被大部分的專家認可。

1979 年	**史萊特**（Slater） 提出許多復發性眩暈症是和偏頭痛有關的證明
21 世紀初	**紐豪瑟**（Neuhauser）**等** 用流行病學的方法證實了眩暈和偏頭痛緊密的相關性，並且提出了一套完整的臨床診斷的標準
2012 年	**國際眩暈學會**（Bárány Society）**和國際頭痛學會** 官方認可的前庭性偏頭痛的診斷標準

Q2　前庭性偏頭痛的病人有什麼特質呢？

　　前庭性偏頭痛為最常見的陣發性頭暈的原因之一，任何年齡都可以發生。一般人口中，1%的人會罹患前庭性偏頭痛。女性比男生多，女比男約 1.5 到 5 比 1，這與女性賀爾蒙的變化有關。

　　前庭性偏頭痛和基因遺傳有關，所以病人常有家族史。大部分的病人頭痛比頭暈早發生，而且更常見於無預兆性偏頭痛病患。常常會被一些因素所誘發，而且非單一性誘發因素，每一個人都不同。包括：

家族史　　　前庭性偏頭痛可能和基因遺傳有很大的關係，所以如果有仔細調查，常會發現病人的爸爸媽媽、兄弟姊妹或子女，也會有頭暈、頭痛的問題。特別是親人中的女性，症狀又會更明顯一些。

動暈症　　　前庭性偏頭痛的特質之一，就是前庭覺會特別敏感，所以病人容易有暈車、暈船、暈機等問題。很敏感的病人，甚至坐電梯、電扶梯就會有一點暈。到遊樂場坐旋轉咖啡杯，玩虛擬實境的電玩（VR）或是看畫面搖晃的電影會暈得很嚴重。這樣的動暈現象可能在病人的童年時期，前庭性偏頭痛發病前好幾年，就開始會出現。

睡眠問題　　　睡眠對維持腦細胞的穩定很重要，所以前庭性偏頭痛的病人，最常抱怨睡不好就會暈。有的病人，只要失眠改善了，頭暈問題自然就改善了。有趣的是，並不是睡越多越好，很多病人平日上班忙碌，睡得很少。到假日拼命補眠，睡了十個小時以上，睡醒之後反而產生假日的頭暈或頭痛。有時午睡時間過長，睡醒後也會容易頭暈或頭痛。

前庭性偏頭痛 ❷

壓力

　　壓力是偏頭痛或前庭性偏頭痛常見的誘發因子。所以壓力來臨時產生的頭暈，很容易被視為只是焦慮症的症狀之一。可是仔細詢問，會發現前庭性偏頭痛的病人除了壓力之外，也會有其他因素會引起頭暈，如下面說明的賀爾蒙變化。

賀爾蒙變化

　　很多女性在月經前後會有頭暈的問題，不論去中西醫求診，醫生往往說是貧血。可是正式抽血檢查常常又沒有貧血，補充鐵劑後，這個頭暈也不見明顯改善。這是為什麼呢？

　　這是因為大部分月經前後的頭暈，並不是貧血，而是前庭性偏頭痛！偏頭痛本來就容易在月經前後發作，稱為月經型偏頭痛，前庭性偏頭痛也是如此，而這樣的暈眩頭痛，是因為女性賀爾蒙在月經來時急速下降所致，而不是經血失血過多。

　　同樣的道理，前庭性偏頭痛也特別容易在停經前後惡化，所以許多婦女在更年期時特別容易暈眩。這時，雌激素的補充劑，約可改善一半病人暈眩的症狀。

天氣變化

　　前庭性偏頭痛的體質，對氣壓變化、氣溫變化、濕度變化會特別敏感。所以這些病人常常抱怨說自己就像個「人體氣象台」般，只要是颱風天、下雨天，或是冷熱交替的季節，眩暈就會發作。

　　除此以外，食物（如：起司、紅酒、醃製品、巧克力）、環境（如：氣候變化、高分貝音量、高頻的聲響、閃光）、藥物（如：避孕藥）等因素，均有可能導致前庭性偏頭痛。

前庭性偏頭痛的成因目前尚未完全明朗，和**先天體質、遺傳基因及後天環境影響**都有關。

最常被學界探討的理論是「三叉神經—血管理論」。我們的內耳血管被三叉神經的末梢所支配，當三叉神經因某種原因被活化時，會使得內耳血管周圍的發炎物質被釋放出來，引起內耳無菌性發炎，因而造成暈眩。

另外，偏頭痛的預兆發生時，會在大腦皮質產生一連串進行性的血流變化，稱為「**皮質傳播抑制**」（cortical spreading depression）。有一派學者認為，這樣的變化如果影響到負責前庭功能的大腦皮質，就可能產生頭暈症狀。

但是這個理論並不能解釋伴隨前庭性偏頭痛出現的眼振。還有許多牽涉到偏頭痛發作的神經傳導物質，如降鈣素基因相關肽（CGRP）、血清素、正腎上腺素、多巴胺等，也會作用於周邊或中樞前庭系統。這些神經傳導物質的失衡，破壞了前庭系統的穩定，因此造成眩暈和偏頭痛的發生。

最後，也有人認為前庭性偏頭痛和掌管細胞「**離子通道**」的基因有關，因為家族性偏癱型偏頭痛（familial hemiplegic migraine）和第二型陣發性共濟失調（episodic ataxia type 2）的病人都會常有頭痛和頭暈。而這兩種疾病都是因為基因缺陷導致的鈣離子通道疾病。

前庭性偏頭痛 ❷

Q4　如何診斷前庭性偏頭痛？

前庭性偏頭痛無法透過特殊的檢查或抽血來診斷，所以主要是**臨床診斷**。偏偏它的暈眩症狀又千變萬化，可以是一陣陣劇烈的天旋地轉，也可以是起起伏伏的頭暈、地震感或是走路飄飄的感覺。

暈眩時間可長可短，短則只有幾分鐘，長則好幾天，所以在診斷上確實有一定的難度。所幸國際眩暈學會和國際頭痛學會已共同推出前庭性偏頭痛的臨床診斷標準，讓醫師有了一個診斷上的依據。這個診斷標準有二個重點，一是病人本身就有偏頭痛，二是在暈眩發作時，有和偏頭痛相關的症狀。

前庭症狀：覺得自己或是物體在動或是旋轉。可以是自發性或是姿勢性的至少為中等以上的嚴重程度。

有過頭痛經驗且符合偏頭痛診斷。

眩暈發作時，至少兩次具下列一項偏頭痛症狀：符合偏頭痛特徵的頭痛、怕光、怕吵，或是有閃爍光暈般的偏頭痛視覺預兆。

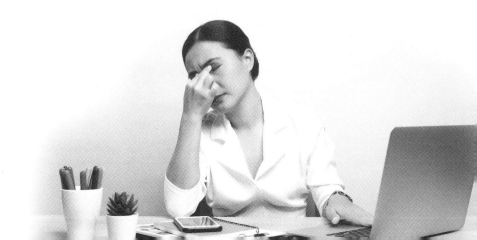

根據國際頭痛學會（International Headache Society）診斷標準，前庭性偏頭痛必須符合下列的診斷標準：

A 至少發作五次，並符合條件 C 和 D。

B 目前或過去曾經有過偏頭痛的經驗。

C 中度或重度的前庭症狀，持續 5 分鐘至 72 小時。

① 自發性眩暈：包括內部眩暈（自己在旋轉）或外部眩暈（環境在旋轉）。

② 姿勢性改變引起的眩暈。

③ 由複雜或大動作引起的視覺刺激誘發的眩暈。

④ 在頭部運動或是在頭部運動期間發生的眩暈。

⑤ 頭部運動引起的頭暈伴噁心。

D 至少有總發作次數的一半與以下三種偏頭痛特徵中的至少一個相關聯：

① 頭痛至少有以下四個特徵中的兩個：單側、搏動性的疼痛，中等或嚴重的疼痛強度，或常規日常活動會加重頭痛。

② 畏光和怕吵。

③ 視覺先兆，比如看到明亮的閃爍光或曲折線。

前庭性偏頭痛 ❷

Q5 我在頭暈時並沒有頭痛呀！醫生怎麼說我是
前庭性偏頭痛呢？

這正是前庭性偏頭痛特別的地方！

根據研究，有一半左右的前庭性偏頭痛，在暈眩發作時，並沒有頭痛，而頭痛時，也沒有暈眩，所以這樣的病人以為自己的暈眩和頭痛，是兩種不相關的病，甚至連診治的醫師也不知道兩者是同一個問題。

但這些沒有頭痛的暈眩，仍會伴隨一些偏頭痛的特質，如畏光、怕吵、肩頸酸痛、眼窩酸痛、暫時型視覺閃光或模糊等；也容易被誘發偏頭痛的因素，誘發暈眩，如勞累、睡眠不足、壓力、生活不規律、生理期、更年期，甚至天氣變化，以及會誘發偏頭痛的食物等等。

目前，沒有血液或影像學測試可用來診斷，而是憑著病人的病史來診斷。前庭性偏頭痛的致病機轉尚不完全清楚，但似乎是由中樞神經系統複雜的調節疼痛和前庭功能異常共同引起的。

前庭偏頭痛可引起前庭或平衡症狀，伴隨或不伴隨實際頭痛。但是大多數的病人，幾乎有從小就對暈車的病史，並且曾經發生過偏頭痛，甚至最近一次偏頭痛發生在幾十年前。

　　大體而言，**病史詢問仍然是最重要的，因為沒有任何一個檢查可以證實前庭性偏頭痛**。如果從病史中，已經可以很肯定這就是前庭性偏頭痛，檢查其實是不需要的。如果醫師有安排一些檢查，其主要目的是在診斷不確定時用來排除其他可能引起頭暈的疾病。

◆ 和其他眩暈症的差別與關聯性

　　前庭性偏頭痛雖然很常見，但在台灣，很多醫師，甚至是治療暈眩的醫師，對這個病並不熟悉，甚至完全沒有聽過這個疾病。

　　再加上前庭性偏頭痛千變萬化，有時候是天旋地轉的眩暈，有時候是不會轉、頭重重的頭暈，有時候是突然來的地震感，暈眩可以是無來由的發生，也可以被姿勢改變誘發；暈眩的時間可長可短，如此地變化多端，所以**前庭性偏頭痛常常被醫師誤診為梅尼爾氏症、耳石脫落症、前庭神經炎等其他常見的眩暈症**。

　　除了症狀類似容易被誤診之外，前庭性偏頭痛確實也會和梅尼爾氏症、耳石脫落症、知覺性頭暈一起發生，表示它們的病理學機轉，確實有某種程度的關聯性。

　　更有甚者，前庭性偏頭痛和兒童期良性陣發性眩暈、成人的良性復發性眩暈、偏頭痛 ➔ 焦慮 ➔ 頭暈症候群等眩暈症表現上雖然略有不同，但本質上也許根本是一樣的疾病喔！

前庭性偏頭痛❷

前庭性偏頭痛和這些疾病錯綜複雜的關係，以下逐一做個介紹。

前庭性偏頭痛 vs 基底型偏頭痛

前庭性偏頭痛和有預兆性偏頭痛（migraine with aura）不同。預兆為出現偏頭痛前的一些神經學症狀，以視覺障礙最常見，如看到閃光或是視野中出現黑洞。 其他的預兆包括手腳麻木、無力、說話困難等，當然也可以是暈眩。

可是，所謂偏頭痛的預兆，症狀必須要在一個小時內消失，取而代之的是頭痛，並且頭痛會在預兆產生之後一個小時之內出現。目前只有少數前庭偏頭痛的患者，會在這樣的時間範圍內經歷眩暈，因此，前庭性偏頭痛的暈眩，現在並不認為是一種偏頭痛的預兆。另外有一種偏頭痛的亞型，稱為「基底型偏頭痛」（migraine with brainstem aura）。

基底型偏頭痛當中，有 60％的病人會有眩暈預兆，但是根據基底型偏頭痛的定義，不能只有眩暈預兆，必須還要有其他來自於「腦幹」的預兆，如講話不清楚、耳鳴、聽力障礙、複視或動作不協調等，才符合基底型偏頭痛診斷的黃金準則。

總之，**在基底型偏頭痛的診斷中，眩暈是歸屬於偏頭痛預兆，而且會伴隨其他像腦中風般的預兆症狀。** 不到 10％前庭性偏頭痛患者符合這些標準，因此一般不認為這兩者是同一種疾病。

三種偏頭痛的比較		
預兆型偏頭痛	前庭性偏頭痛	基底型偏頭痛
▪ 先兆以視覺障礙最常見，如看到閃光或是視野中出現黑洞。 ▪ 其他的預兆包括運動功能和感覺功能的障礙。	▪ 反覆發作的自發性眩暈、頭暈。	▪ 除了眩暈，必須有後循環不良表現的神經學症，例如講話不清楚、耳鳴、聽力障礙、複視或運動失調。

◆ 前庭性偏頭痛 vs 梅尼爾氏症

　　很多病人只要反覆眩暈發作，就會被醫生診斷為梅尼爾氏症。事實上，**前庭性偏頭痛才是反覆發作的自發性眩暈、頭暈中最常見的原因，是梅尼爾氏症發生率的五～十倍！**這二者有何不同呢？梅尼爾氏症典型症狀是反覆的眩暈發作，伴隨耳鳴和聽力障礙。

　　當然早期的梅尼爾氏症聽覺症狀可能會不明顯，不過發作了一段時間後，聽力圖通常可以發現低頻的神經感音性聽力喪失。發作數年之後，梅尼爾氏症的病人的聽力損失會漸漸惡化到中等或嚴重程度。

　　相對的，前庭性偏頭痛的患者可以完全沒有聽覺症狀，也可能出現耳鳴、耳脹，或波動性聽力損失，但聽力損失並不會發展到如梅尼爾氏症那麼嚴重。所以**持續追蹤聽力的變化，是區別這二個疾病最重要的指標！**

　　可是話說回來，偏頭痛在梅尼爾氏症患者中也特別常見，而

且前庭性偏頭痛和梅尼爾氏症二者都和基因遺傳有些關係，偏頭痛的畏光症狀也常見於梅尼爾氏症患者，所以前庭性偏頭痛和梅尼爾氏症很可能有密切的關聯。可惜二者之間，病理學的關聯性，目前仍然不確定，仍在研究之中。

◆ 前庭性偏頭痛 vs 耳石脫落症

有些前庭性偏頭痛發作時，會在姿勢改變時暈一下，和耳石脫落症很像。不同的是，這樣的發作通常較短暫，幾個小時或是一兩天就會好，不像耳石脫落症會持續數個星期，甚至一、兩個月。

問題是，好了一段時間會再來，復發的頻率來得比耳石脫落症頻繁許多。醫師做姿勢性檢查時，這樣的**前庭性偏頭痛不會出現典型耳石脫落症的眼振，可以藉此做出正確的診斷。**

除此之外，和梅尼爾氏症類似，耳石脫落症的病人，有偏頭痛的比率是一般人的三倍！所以耳石脫落症本身，似乎和偏頭痛也有關聯。

我們知道，前庭性偏頭痛發作時，內耳的血管周圍會釋放出發炎物質，而這樣的發炎物質也許是造成耳石脫落的原因之一。**特別是年輕人、反覆發作的耳石脫落症，背後的原因可能和偏頭痛體質有關。**

◆ 前庭性偏頭痛 vs 持續性姿勢知覺性頭暈

持續性姿勢知覺性頭暈（以下簡稱「知覺性頭暈」）是一種常見的慢性頭暈，儀器檢查通常查不出什麼腦部或內耳方面的問題。很多病人一開始會先有一個劇烈的眩暈，如前庭神經炎，後來這個眩暈症完全好了，暈感卻持續存在於腦海中揮之不去。

如同大地震結束後持續有地震感一樣。知覺性頭暈和生理、心理的交互作用有關，病人本身較敏感容易緊張，生活壓力大，或是對暈眩本身發作存在有懼怕感，都是此病的好發原因。病人通常一整天都在暈，只有剛睡醒時會稍微好一點，在人潮、貨品多的地方，如大賣場、百貨公司，頭暈會更厲害。前庭性偏頭痛也會被壓力、焦慮誘發，也會在賣場等視覺刺激強烈的地方較嚴重，所以某些特徵和知覺性頭暈很類似。

不同的是，**知覺性頭暈是每天都暈、一直暈，而前庭性偏頭痛是間斷性的、陣發性的頭暈發作**。雖然也有一些前庭性偏頭痛病人抱怨暈眩一直存在，通常這樣的暈眩比較會起起伏伏，有些天比較好，有些天比較不好，而不像知覺性頭暈每天都差不多。

偏頭痛的人容易頭暈，焦慮也容易頭暈，頭暈頭痛又會讓人更焦慮，這三個症狀表面上看似沒有關連，其實三者之間的關係錯綜複雜，常常合併出現。因此有學者提出「偏頭痛 ➜ 焦慮 ➜ 頭暈症候群」，來診斷、治療這些頭痛頭暈又焦慮的病人。

◆ 前庭性偏頭痛 vs 兒童期良性陣發性眩暈

什麼是「兒童期良性陣發性眩暈」呢？以下我們舉一個例子：

李小妹上小學之後，時常會無來由的一陣暈眩，每次五分鐘左右就過了，可是三五天就會發作一次。暈眩時並不會耳鳴，也沒有頭痛，可是會有些噁心感，需要趴在課桌上休息一下。

考試之前發作特別頻繁，檢查又都正常，所以老師懷疑李小妹是假藉暈眩來逃避考試。李小妹從小就非常容易暈車，媽媽也容易頭暈頭痛，根據此，醫師診斷李小妹為「兒童期良性陣發性眩暈」，於是她開始接受鈣離子阻斷劑治療。

治療後頭暈改善很多，變成偶爾發作。上高中之後，頭暈幾乎完全不發作了，生活也恢復正常。李小妹很開心自己痊癒了！可是大學畢業開始踏入職場工作後，她變得和媽媽一樣，只要睡不好或是工作壓力大，就會有偏頭痛發作。

「兒童期良性陣發性眩暈」是兒童最常見的眩暈症。眩暈發作時間從數分鐘到數小時不等，嚴重時會天旋地轉，輕微時就只有頭昏昏而已。少部分兒童眩暈發作時會伴隨頭痛，但大多數人就只有暈而已。

壓力是一個常見的誘發因素，所以老師或家長會以為孩子是為了逃避課業或考試壓力而裝病，因此讓孩子蒙受不白之冤。這類暈眩不會有什麼嚴重的後遺症，而且大部分的孩子，在青春期後會自行好轉。

然而不少病童，在進入成年期後，會開始出現偏頭痛的症狀。根據觀察性研究，不少學者認為這種兒童時期的眩暈，和成年後的偏頭痛，是同一個疾病在人生各階段的不同表現！所以**國際頭痛學會所訂定的國際頭痛分類中，把「兒童期良性陣發性眩暈」歸類為偏頭痛的一個亞型。治療上和前庭性偏頭痛一樣，用鈣離子阻斷劑治療一般效果都不錯。**

◆ 前庭性偏頭痛 vs 成人期良性復發性眩暈

所謂的「良性復發性眩暈」，指的是病人會無來由地眩暈反覆發作，卻沒有耳鳴等聽覺症狀，不會變成重聽，也沒有其他腦神經症狀或變成腦中風。這類病人中，有百分之七十的人有偏頭痛病史，現在已被歸類在前庭性偏頭痛之中。可是也有高達百分之三十的人，從來沒有頭痛過。那這些沒有偏頭痛的「良性復發

性眩暈」是怎麼回事，醫學上目前仍舊不清楚。

　　不過有趣的是，這些「良性復發性眩暈」的病人，往往是有些遺傳的成分的！通常他們的父母、兄弟姊妹，或兒女，也會有眩暈的問題，而且雖然病人自己只有眩暈，他的親人可能有眩暈合併頭痛，甚至有些親人是頭痛卻沒有頭暈。

　　還有的家族，其中的家族成員有純眩暈、純頭痛、眩暈加頭痛，還有典型梅尼爾氏症！所以似乎同一個基因，傳到某些人身上是以眩暈為主要表現、在某些人身上是頭痛、在某些人身上表現是梅尼爾氏症候群（眩暈加上耳鳴聽力障礙）。為什麼有這麼多樣化的表現，目前仍舊不清楚。

前庭性偏頭痛的鑑別診斷

	相同	不相同
前庭性偏頭痛	皆會眩暈，可能會眩暈、頭痛	■ 頭痛頭暈沒有明確的時間轉換 ■ 沒有類似中風症狀
基底型偏頭痛		■ 出現類似中風症狀（說話不清楚、耳鳴等），60%有眩暈預兆
前庭性偏頭痛	改變姿勢時眩暈	■ 眩暈幾個小時至一兩天 ■ 復發頻繁
耳石脫落症		■ 持續數周至一兩月 ■ 復發較不頻繁
前庭性偏頭痛	易被焦慮誘發，在賣場等地方產生眩暈	■ 間斷性、陣發性的頭暈
持續性姿勢知覺性頭暈		■ 每天都暈

得到前庭性偏頭痛該怎麼治療？會不會復發？如何預防復發？

急性治療方面，可以使用止暈藥、止吐藥和止痛藥。

偏頭痛的特效藥 ➡ 翠普登類藥物（triptans），對頭痛的效果很好，可是對暈眩的效果不太明顯，反而使用一般的止暈藥比較有效。長期的預防性治療上，可以使用偏頭痛的預防性藥物，包括鈣離子阻斷劑、乙型受體阻斷劑、三環抗憂鬱劑、和某些抗癲癇藥物。

其中在台灣最多醫師使用，效果也相當好的，當屬鈣離子阻斷劑 flunarizine（商品名包括血俾益、舒腦、服腦清等）。

前庭性偏頭痛和基因遺傳有關，所以雖然是良性的疾病，但很難在治療之後永遠斬草除根，這輩子再也不發作！ 不過話雖如此，也請不要灰心，雖然前庭性偏頭痛有復發的可能，**如果持續接受偏頭痛的預防性藥物治療三至六個月，停藥後不管是復發的頻率和嚴重度都會有明顯的下降。**

所以對病情較嚴重的患者來說，持之以恆的治療是很重要的，千萬不要以為藥已經吃了二個星期了，不大暈了就可以停藥，患者這麼短的時間就停藥，通常在一二個星期後又會再暈起來！ 接受一定療程的治療是減少復發的關鍵！

前庭性偏頭痛在飲食和生活上需要注意些什麼？

非藥物治療對預防復發而言，也非常重要！ 生活習慣的調整，可能會大大減少復發的機會。如何調整生活習慣呢？ 主要是「規律」二字！

■ **規律的飲食**：儘量三餐定時，減少誤餐、肚子餓的機會。

■ **充足和規律的睡眠**：為了考試、工作而熬夜，事情過了後又拼命補眠，是最容易誘發前庭性偏頭痛的壞習慣！ 所以請記得每天睡飽覺，上床時間、起床時間儘量規律些，頭暈頭痛就比較不會來報到。如果持續有失眠的問題，請專科醫師協助，改善失眠，也可以明顯地減少頭暈發作。

■ **適當、規律的運動**：請養成良好的運動習慣！ 至於什麼運動對前庭性偏頭痛有效呢？ 只要是能增加新陳代謝，鍛鍊心肺功能的有氧運動，都一樣有幫助。

如果不知道要做什麼運動才好，也可做**前庭復健運動** （請參考本書第 190 頁） 。

已經有研究指出，前庭復健運動可以改善前庭性偏頭痛造成的持續暈眩和漂浮感。可是要留意的是，大部分有前庭性偏頭痛的人，前庭覺會特別敏感，動暈現象會比一般人來得嚴重，一開始做前庭運動可能會有暫時性惡化的情形。

前庭性偏頭痛 ❷

因此，如果做完前庭運動之後明顯比較暈，請下次運動時把動作放慢些，時間縮短些，等比較適應之後再循序漸進地增加運動量。

最後，根據觀察研究，有些日常生活常接觸到的食物，可能會引起偏頭痛、前庭性偏頭痛的發作。例如：**咖啡、巧克力、味精、起司、酒、醃製品**等。當然，這些食物當中，有些對我們的身體有益處，而且也不是每個前庭性偏頭痛患者，吃這些食物都會發作。所以筆者並不主張在飲食上給予絕對的限制。

容易引起偏頭痛、前庭性偏頭痛發作的食物

| 咖啡 | 巧克力 | 起司 | 酒 | 醃製品 |

不過，如果有前庭性偏頭痛，可以回想、記錄一下自己每次頭暈發作前吃了些什麼。如果確實有吃了某種以下表格提到的誘發食物（如每次吃到有加味精的便當都會頭暈發作），代表對這種食物特別敏感，就建議少碰這類食物以免發作。

除了食物之外，還有各式各樣的誘發原因，請參考右頁表格。**在眾多誘發因子之中，壓力也許是最重要的原因，包括工作壓力、學業壓力、家庭壓力等等。**

人生不如意十常八九，不可能一輩子順遂、輕鬆、無壓力，但建議前庭性偏頭痛患者能以輕鬆樂觀的心情面對壓力，並在可能的情形下，把生活步調放慢，試著減少過多的工作量。

容易誘發前庭偏頭痛的原因

來源	原因
食物	過量咖啡因攝取，會使血管擴張而刺激神經引發偏頭痛。此外富含酪胺的食物和酒精也會誘發偏頭痛發作。 ※ 咖啡、巧克力、酒、味精、發酵食物（如：起司、奶酪、優格、優酪乳或剛發酵的新鮮麵包），醃製食物（如：臘肉、醃鮭魚）、柑橘類水果（如：橘子、柚子、葡萄柚）、香蕉、酪梨、人工甘味劑（如：阿斯巴甜）。
天氣變化	機轉未明，推測和中樞神經系統內的神經傳導物質分泌失衡有關。
壓力	會造成體內賀爾蒙，中樞神經系統內的神經傳導物質分泌失衡。
脫水	會造成體內電解質，賀爾蒙，神經傳導物質的濃度改變，誘發偏頭痛。
荷爾蒙變化	女性有比男性更高的偏頭痛盛行率，是由於荷爾蒙的起伏引起，特別是雌激素的變化，會誘發偏頭痛的發生。 ※ 女性生理期前後雌激素的變化，更年期、排卵、避孕藥。
睡眠中斷或過度睡眠	睡眠會影響各種不同的生理機制。當睡眠失衡，疼痛的閾值會改變，神經傳導物質，賀爾蒙……等都會受到影響，進而誘發頭痛。
環境刺激	強光或是亮光，噪音，味道和其他過度的感官刺激……等令人不舒服的刺激，會引起壓力，進而會造成中樞神經系統內的神經傳導物質分泌失衡。

3 梅尼爾氏症

李薰華 醫師

31 歲女性，一年前在公司工作進行到一半，突然發生了強烈的暈眩及右耳耳鳴，並覺得輕微的噁心想吐，但休息了一天就沒有感到身體不適，之後也沒有其他的症狀，所以淡忘此事。

但這位小姐一周前開始，右耳又出現了的耳鳴，並且暈得要命。接著來到我的門診，說明這場暈眩災難已經持續三天都有發作，而且持續耳鳴，感覺右耳有悶脹感，聽聲音沒有那麼清楚了。

看著她慘白的臉與無助的眼神，向她解釋頭暈所代表的意義是人體失去平衡，也就是視覺、本體覺、小腦及前庭，四者中有任一個出狀況所致。

頭暈的症狀可重可輕，病因也各異，最重要的治療關鍵就是找出病因，對症治療。

因為自律神經核的位置和前庭神經核的位置很靠近，因此前庭功能障礙引起的暈眩時常會波及迷走神經核產生噁心、嘔吐、臉色蒼白等不適。經過檢查，原來是梅尼爾氏症的發作，用藥之後目前已經穩定。

▼

53 歲的中年上班族，平時無特殊疾病、過敏史。主訴暈眩、右側耳鳴。4 年前第一次發作之後，陸陸續續出現同樣症狀，且曾至耳鼻喉科求診。

自己覺得聽電話的時候，右耳越來越不清楚。局部檢查並未發現外耳道及耳膜有異常，因症狀反覆出現，所以進一步安排純音聽力檢查與鼓室圖檢查。

純音聽力檢查發現右耳在低頻處聽力損失、左耳則正常。告知他診斷為梅尼爾氏症，需要調整生活方式與接受藥物治療。在給予控制眩暈的藥物治療後，他的眩暈、耳鳴有明顯改善，聽力部分則遵從醫師指示，定期做聽力檢查。

Q1 什麼是梅尼爾氏症？

印象派畫家梵谷正是眩暈症的病患，他將疾病的痛苦和眩暈造成的視覺障礙用一圈又一圈的漩渦來表現。梵谷經常抱怨頭暈，甚至看到的東西一直在轉、聽到奇怪的聲音。梵谷曾經被認為可能罹患精神疾病，但後來，普遍認為他是位深受眩暈症困擾的藝術家，甚至他可能罹患了梅尼爾氏症。

這個疾病為法國的梅尼爾醫師（Prosper Ménière）於 1861 年所提出。他描述了一個年輕女性出現了突發性的眩暈，單耳聽力喪失和耳鳴。

梅尼爾氏症又稱為「內淋巴水腫」，是一種影響內耳的疾病。由內耳耳蝸和前庭器官中內淋巴的積水造成反覆性眩暈、耳鳴和聽力障礙及耳朵有悶脹感的綜合表現。

多數情況下梅尼爾氏症僅影響單耳，但也可能進展至雙耳，

甚至雙耳同時發作。眩暈的通常在頭幾年較常見，但聽力損失和前庭功能減退在不同患者之間差異很大。

眩暈為梅尼爾氏症的主要症狀之一，並且嚴重至病人必須要躺下或休息。但是在梅尼爾氏症沒有發作的期間，病人也可能會有頭暈和不平衡的感覺。眩暈通常為自發性的症狀，但是可能被過度的鹽分攝取、咖啡等刺激物質、聲音、壓力變化所誘發。

梅尼爾氏症呈現地症狀是多樣性且不可預測的。通常自然病程是漸進性，波動性的眩暈發作。在疾病發作的早期階段，急性眩暈發作的頻率增會逐漸加，但最終可能會下降到幾乎完全停止眩暈，亦有患者即使在初次診斷 20 年後仍可能出現嚴重的眩暈發作。

聽力損傷也是另一個梅尼爾氏症的主要症狀，**最典型的症狀是一開始只有單側耳朵感覺神經性聽力喪失，不過後來可能雙耳都受到影響**，一開始時好時壞的聽力損失，經過反復發作，聽力損失可能會進展並成為永久性聽覺障礙。

聽力喪失主要為 2,000Hz 以下的低頻，並且連續兩個頻率，喪失 35dB。隨著患病時間日久，病人的中頻和高頻的聽力也會受到影響，造成重度聽障，而可能需要裝助聽器。

Q2 誰會得到梅尼爾氏症？如何診斷？

梅尼爾氏症患病率約為 34-190/100.000，多發生於 30 至 70 歲的人為主，其中女性的比例略高。8%～9%梅尼爾氏症患有家族史。

根據 2015 年歐洲耳科與神經耳科學會（The European Academy of Otology and Neurotology）修訂梅尼爾氏症（meninere disease）診斷標準如下：

◆ **確診為梅尼爾氏症的條件**（Definite Ménière's disease）

兩次（含）以上自發性眩暈發作，且眩暈時間每次持續 20 分鐘至 12 小時。

至少一次在眩暈發作前、期間或發作後，有一耳聽力檢查證實低頻～中頻區聽力減退。

受影響時好時壞的聽力，耳鳴或悶脹感。

排除其他病因（如：梅毒、細菌或病毒感染、自體免疫疾病、外傷等）。

◆ **可能診斷為梅尼爾氏症的條件**（Probable Ménière's disease）

兩次（含）以上頭痛或自發性眩暈發作，且眩暈時間每次持續 20 分鐘至 24 小時。

受影響之耳朵聽力時好時壞、耳鳴或悶脹感。

排除其他病因（如：梅毒、細菌或病毒感染、自體免疫疾病、外傷等）。

Q3 為什麼會得到梅尼爾氏症？

　　梅尼爾氏症的真正病因尚未明確，現今廣為接受的成因是內耳內淋巴水腫（hydrops），就是俗稱的內耳積水。

　　我們的內耳半規管中，充滿了水狀的液體，稱為內淋巴液。當內耳中迷路的內淋巴液分泌增加，或內淋巴囊吸收內淋巴液的功能不正常，甚至內淋巴循環系統機械性的阻塞，就會使得內淋巴液一直積在內耳中，形成內淋巴水腫。

　　而當內淋巴水腫越積越大之後，裡頭的壓力就會越來越高，就可能會推擠到內耳掌管平衡的接受器，或是造成內耳膜管的破裂，刺激到前庭神經而引發眩暈。

　　至於造成內淋巴水腫背後真正的原因是什麼，目前醫學上其實是不清楚的。但根據實驗室和流行病學的研究，似乎和免疫相關的問題（如：自體免疫疾病或過敏）、遺傳、偏頭痛、頭部外傷，或病毒感染有關，也與長時間工作、自身壓力有相關。

內耳內淋巴水腫（hydrops）

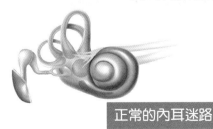
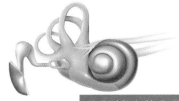

正常的內耳迷路　　　水腫擴大的內耳迷路

Q4 需要做什麼檢查才知道是不是梅尼爾氏症？

梅尼爾氏症這個診斷很容易被誤用或誤解，患者常因報章、網路媒體等介紹，誤以為自身耳鳴、頭暈等症狀就是內耳不平衡或是梅尼爾氏症，其實很多疾病症狀與梅尼爾氏症相似，為了鑑別診斷，除了對照上述診斷條件及詳細詢問病史，另外還必須進行其他各項檢查才能真正確診。

檢查項目包括

1
純音聽力檢查

2
頭部力推測試

3
眼振圖檢查

4
雙耳溫差測驗

5
前庭誘發肌電位

6
重心動搖儀

7
耳蝸電圖

另外排除其他可能的疾病（病症），例如腦腫瘤、中風或多發性硬化症，可在安排以下檢查：

A MRI 核磁共振掃描或 CT 電腦斷層掃描。

B 聽性腦幹反應檢查。

Q5 梅尼爾氏症和其他疾病有何共同或差異處？

梅尼爾氏症的病人常常會有偏頭痛，它和另一種常見的頭暈——前庭性偏頭痛，兩種疾病之間有許多共同點。

兩者都有家族史和遺傳的傾向，好好壞壞的聽力損失、耳鳴也可能發生於前庭性偏頭痛。但前庭性偏頭痛的病人通常不會發展為嚴重的聽力損失。而且**前庭性偏頭痛的聽力損失通常為雙側的，和梅尼爾氏症一開始通常為單側不同。**

雖然大部分的情形下，這二個病是可以區分的，也有一部分的病人同時有這二個病，而且難以區分，所以有不少學者懷疑，梅尼爾氏症和前庭性偏頭痛在疾病形成的機轉上有些相似。如果梅尼爾氏症的病人也有偏頭痛，用藥物治療他們的偏頭痛，也可能會同時改善梅尼爾氏症的症狀。

梅尼爾氏症與前庭性偏頭痛的聽力變化

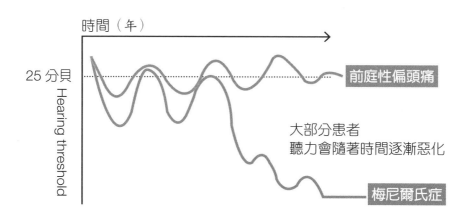

時間（年）

25 分貝

Hearing threshold

前庭性偏頭痛

大部分患者
聽力會隨著時間逐漸惡化

梅尼爾氏症

耳石脫落症是另一個常見的眩暈症。**和耳石脫落不同，梅尼爾氏症的眩暈是自發的，並不會被變化姿勢或是動作所誘發，而且持續的時間也較長。**從 20 分鐘到數個小時，而不像耳石脫落症每次發作在數秒鐘至 1、2 分鐘就會停止。所以要區別這兩種疾病是很容易的。但梅尼爾氏症在發病一段時間之後，因為內耳耳石器的受損，也會比一般人更容易得到耳石脫落症。

梅尼爾氏症的聽力喪失為不對稱性為主，但是在疾病進診的過程，或是部分的病人可能出現對稱性的聽力損傷。必須和 WFS1 基因突變導致的無症狀性進行性耳聾區分。大約 15％～ 30％全身性自身免疫疾病患者會出現自身免疫性內耳疾病。50％的患者可能出現前庭症狀。這類的症狀雖然也是波動性，狀況時好時壞，但是通常在幾天到幾個月內快速進展，並且導致雙側耳聾。

其他的鑑別診斷還包括**暫時性腦缺血發作、前庭陣發異常、復發性單側前庭病變和其他前庭功能障礙。**

何謂延遲性梅尼爾氏症？

延遲性梅尼爾氏症（delayed Meniere's disease）又稱為延遲性內淋巴水腫（delayed endolymphatic hydrops）。這類病人在早年因為某種原因得了單側耳聾，在一邊耳朵聽不到數年後，甚至數十年後，開始會出現梅尼爾氏症的眩暈現象。這和一般的梅尼爾氏症有顯著的不同，因為一般的梅尼爾氏症是眩暈比聽力喪失早出現，或眩暈和聽力喪失一起出現。

延遲性梅尼爾氏症可以發生在患側耳，也可以發生在健側耳。背後發生的原因不明，可能是內耳受損後導致內耳血液循環不良而引發內耳水腫，或是內耳受損之後，體內白血球為了清除內耳受損組織，誘發的免疫反應所造成的現象。治療方法和一般的梅尼爾氏症類似。

梅尼爾氏症該如何治療？會不會復發？
如何預防復發？

至今梅尼爾氏症還無法完全治癒，但是許多治療方法可以控制得很好，減少發作的嚴重程度和頻率。

一般來說，急性眩暈發作時，**前庭抑制劑**用來控制急性眩暈。**Benzodiazepine 類藥物 Diazepam**（Valium），因為作用在神經系統中的 GABA 接受器，可以抑制前庭功能。伴隨噁心嘔吐時，可以藉由止吐藥物，鎮靜、抗膽鹼和止吐的功效，可以緩解眩暈情形、縮短發作頻率和眩暈引起的噁心、嘔吐的症狀。

因為梅尼爾氏症主要是內淋巴液積水，利尿劑可以促使內淋巴液被再吸收，改善內耳積液，減輕內耳膜性迷路水腫情形，所以**利尿劑治療是目前預防梅尼爾氏症發作的主要治療方式**。

部分學者認為局部缺血是造成梅尼爾氏症原因之一，因此**血管擴張劑**（betahistine），**也可以用來改善梅尼爾氏症的症狀**。鈣離子阻斷劑用於治療梅尼爾氏症的機轉並不明確，但普遍認為是與內耳淋巴液中鈣離子平衡有關。

當藥物治療眩暈症狀無效、無法控制時，需考慮以手術處理，切斷前庭神經來讓防止眩暈發作。然而，許多年紀大的病人往往不能夠忍受手術所帶來的痛苦以及可能發生的併發症，因此耳鼻喉科醫師想到利用抗生素（Aminoglycosides）的耳毒性副作用，用細針穿過耳膜，將有耳毒性的抗生素（gentamicin）注射

到耳內，破壞內耳半規管內的毛細胞，來治療因為頑固型梅尼爾氏症所引起的眩暈症。

藥物治療

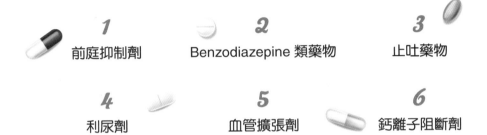

1 前庭抑制劑

2 Benzodiazepine 類藥物

3 止吐藥物

4 利尿劑

5 血管擴張劑

6 鈣離子阻斷劑

梅尼爾氏症是以藥物治療為主，但有些雙側梅尼爾氏症病人發作到後來會演變成雙側前庭功能障礙（bilateral vestibulopathy），變成在沒有眩暈發作時，也會持續感覺到頭暈、走路不穩，這時，**前庭復健運動就可以改善病人持續頭暈和步態不穩的問題。**

此外，針對頑固型梅尼爾氏症，不論是開刀做前庭神經切除術，或是耳內 gentamicin 注射，雖然可以有效控制住可怕的眩暈發作，卻也因為治療是破壞了內耳或內耳神經，所以會出現一些慢性頭暈、走路不穩的困擾。這個時候，開始規律的前庭運動，可以有效改善這些後遺症。

當梅尼爾氏症進展到後期，有些患者會有明顯的聽力困難，這時可以配戴助聽器，改善受梅尼爾氏症的聽力受損狀況。

Q7 梅尼爾氏症在飲食和生活上需要注意些什麼？

梅尼爾氏症最重要的非藥物治療就是低鹽飲食。前面提到，梅尼爾氏症和內耳水腫有關，這個現象跟腳水腫的道理類似，要避免水腫惡化就是不可以吃太鹹。

根據國外的建議，**梅尼爾氏症患者一天攝取的鹽分，最好低於 1.5 ～ 2 克**，這相當於一天不要吃超過一茶匙的鹽。

亞洲人的飲食習慣，很難達到這個目標，以台灣男性為例，平均一天約攝取 4.5 克的鹽。所以，只能盡量減少鹽分攝取。

此外，飲食上建議**減少酒精、咖啡因及菸草的攝取**，這種飲食改變可以減輕疾病的影響。

另外保持規律的生活作息、睡眠充足，避免過大壓力、保持情緒穩定都有助於梅尼爾氏症的控制。

由於梅尼爾氏患者的最終可能雙耳都受到影響，治療決定取決於眩暈發作的頻率和性質以及患者的聽力損失的程度。建議病人時常觀察自己眩暈的情形及聽力的狀況。如果有變化，及時去尋求醫療支援，可以獲得良好的控制。

4 前庭神經炎

李薰華 醫師

40 歲女性，是公司高層主管，因負責營運評鑑工作，長期壓力很大，前幾天颱風過境，又忙著收拾家務，晚上十點突然覺得一陣天旋地轉，合併噁心嘔吐，於是就前往醫院求診。

患者強烈的旋轉感會因為頭部運動加劇，難以站立和行走，走路也會偏斜，沒想到一下子，連站著和走路都不行了，只能躺著。

醫師檢查發現患者有眼振，診斷為前庭神經炎，使用了止暈藥治療，約 3 ～ 4 天患者覺得好轉許多，但走起路來還是會輕飄飄的，突然轉身時會暈一下。

▼

55 歲王先生走路搖晃不穩，臉色蒼白，虛弱的跟我說，他已經頭暈目眩了三天了，坐著休息都會天旋地轉，轉到都要吐了，感覺時時都在坐咖啡杯。

一開始是感冒，好像也有一些輕微發燒和身體痠痛的症狀，然後就開始暈了。王先生一直以為感冒好了，頭暈也會跟著好轉，怎麼知道感冒都好得差不多，他還是整天起不了床，走路不穩，還好，朋友發現他狀況嚴重，把他送到醫院來看診。

Q1 什麼是前庭神經炎？

　　前庭神經炎（vestibular neuritis），又稱為前庭神經元炎（Vestibular neuronitis），是急診室常見的眩暈症。因為這種眩暈症暈的程度很嚴重，持續時間又長，患者往往受不了，經常需要掛急診。

　　前庭神經炎最典型的症狀就是突然、劇烈的眩暈發作。病人會感到牆壁、天花板都在轉個不停，並且伴隨嚴重的噁心感和反覆的嘔吐，症狀嚴重可以一個小時之內就吐了十幾次！

　　這樣的暈眩，通常是發病後的一天內最嚴重，醫師和家人在這個時期，如果仔細觀察，可以直接用肉眼看到患者的眼睛不斷地在跳動，也就是所謂的眼振。

　　眼振是眼球不自主的往返擺動，具有方向性和規律性，患者不但無法控制這樣的眼球擺動，而且也不知道自己的眼睛一直在擺動，只會感到天旋地轉、視力模糊、難以集中注意力。還會有其他的自律神經症狀，包括手腳冰冷、臉色蒼白、冒冷汗，甚至拉肚子等。

　　劇烈的眩暈症狀在 1 至 2 天後會比較緩解，轉變成較輕微的頭暈和平衡感失調。有的患者，所有的症狀會在幾個星期到幾個月內逐漸康復；但有的患者，會持續殘留不同程度的頭暈和不平衡。

Q2 誰會得到前庭神經炎？如何診斷？

前庭神經炎（vestibular neuritis）每年每 100,000 人中約有 3.5
人受到影響。它影響成人和兒童，典型的年齡發病年齡在 30 至
60 歲之間，雖然前庭神經炎可在任何年齡發生，但在 30 至 60 歲
的男性和女性中最常見。

前庭神經炎是一種影響內耳前庭蝸神經的疾病。這條神經管
控平衡和負責將平衡的訊號從內耳傳遞到腦幹。當這條神經發炎
或腫脹時，就是所謂的前庭神經炎。

前庭神經炎的診斷準則：

> 急性發作的自發性眩暈伴噁心、嘔吐。

> 在眼振快速階段會感覺周圍環境旋轉。

> 水平旋轉性的自發性眼振，快速向朝向健側跳動。

> 視頻頭推測試或內耳溫差試驗顯示單側半規管的功能受損。

> 主觀視覺垂直感偏向患側。

> 患側的眼性前庭誘發肌性電位反應減弱或消失。

> 向患側跌倒。

Q3 為什麼會得到前庭神經炎？

　　前庭神經炎的原因目前仍有些爭議，但許多研究者認為前庭神經炎源自於病毒，病毒感染了掌管平衡的前庭神經，造成前庭功能障礙，因此出現眩暈及平衡障礙。

　　前庭神經炎，就像一般常見的感冒一樣，抵抗力差就會發生，不過和流行性感冒又不同，並不會傳染。每到秋冬，氣候變化較大，感冒盛行的時候，平均一個門診可能會出現好幾位前庭神經炎的病人！

發炎的前庭神經

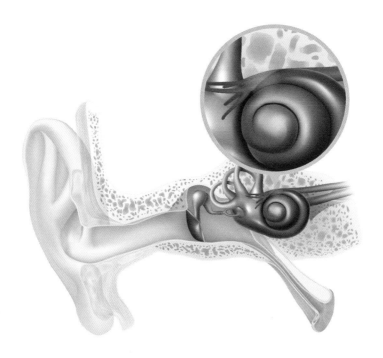

前庭神經炎通常與上呼吸道感染或胃腸道感染有關。可能導致前庭神經炎的病毒感染包括：麻疹（measles）、流感（flu）、單核白血球增多症（mononucleosis）、風疹（rubella）、腮腺炎（mumps）等等。

在眾多病毒之中，單純皰疹病毒（herpes simplex virus）因容易潛伏在神經當中，所以被認為是引起大部分前庭神經炎的原因。也就是說，抵抗力下降時，潛伏在前庭神經節的單純皰疹病毒就開始蠢蠢欲動、活化增生，跑到前庭神經之後，便會引起前庭神經發炎。

前庭神經炎還有一個「姊妹病」——內耳迷路炎和耳性帶狀皰疹。兩者不但病程的進展和前庭神經炎類似、病因類似，治療的方法也類似！以下部分會分別介紹這二種疾病。

◆ 內耳迷路炎（labyrinthitis）

內耳迷路炎和前庭神經炎常有人會混淆，在名稱上也常常被混用。但現在國際上的學者定義前庭神經炎（vestibular neuritis）僅影響前庭神經，所以只會造成眩暈；**內耳迷路炎影響更廣泛，影響整個內耳，所以除了突然的眩暈還會有單側的耳鳴和急性的聽力喪失。**

內耳迷路炎和梅尼爾氏症不同，內耳迷路炎是單一次嚴重、持久的眩暈，伴隨突發性的聽力喪失，而梅尼爾氏症則是反反覆覆的眩暈、耳鳴，和起起伏伏的聽力變化，最後呈現緩慢、漸進式的聽力喪失。

內耳迷路炎和前庭神經炎一樣，大部分是由病毒感染造成，所以治療方式以口服類固醇，或是耳內局部注射類固醇為主。極少部分的內耳迷路炎是由細菌感染引起，例如中耳感染（如：中耳炎、乳突炎等）或腦膜炎，這稱為細菌性內耳迷路炎（bacterial labyrinthitis）。

和病毒性不同的是，細菌性迷路炎常會伴隨耳痛、耳朵流湯流膿等中耳炎症狀。儘管細菌性內耳迷路炎不太常見，仍需要特別注意，因為需要抗生素治療，甚至手術治療，單純只用類固醇治療可能使病情更惡化！

如果得了內耳迷路炎之後平衡感復原緩慢，做前庭復健運動可以加速平衡感的復原喔！

突發性耳聾：耳中風還是內耳迷路炎？

突發性耳聾又被稱為「耳中風」，會有這樣一個別名，是因為這種聽力喪失來得又快又突然，就像中風一樣快速。

然而根據研究，大部分的突發性耳聾和中風不同，並不是由血管阻塞引起，而是由病毒感染所造成。也就是說，大部分的突發性耳聾，其實就是內耳迷路炎！所以突發性耳聾的治療，是以類固醇為主。這包括急性期使用的口服類固醇，以及經耳膜局部注射耳內類固醇。

不過需要小心的是，確實有少部分的突發性耳聾是真的由內耳血流不足所引起，也就是名符其實的「耳中風」！這些真正耳中風的患者可就得特別小心！因為內耳動脈是由「前下小腦動脈」分出來的，「前下小腦動脈」源自於「基底動脈」。後二者是供應腦幹和小腦血流的主要血管，所以內耳血流不足的原因，可以是末梢血管阻塞，也可以是近端大血管的阻塞。如果是後者，就很可能伴隨潛在的腦中風，治療方式也要以腦中風為主。

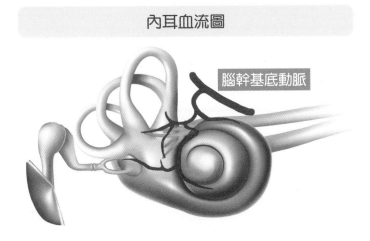

內耳血流圖

腦幹基底動脈

　　目前醫學上還沒有明確的方法鑑別內耳迷路炎和真正的耳中風，如果年紀特別大，本來就有高血壓、糖尿病、高血脂等三高問題，之前就有中風過，或是突發性耳聾伴隨的平衡失調特別嚴重、特別久，甚至伴隨疑似腦中風症狀，就建議除了一般的突發性耳聾的檢驗之外，加做詳細的腦部檢查。

◆ **耳性帶狀皰疹**

　　帶狀皰疹就是俗稱的「皮蛇」，是一種紅腫的水泡，呈帶狀分布。帶狀皰疹是由帶狀皰疹病毒（Varicella-Zoster virus）所引

起，病毒平常躲在神經節中潛伏，等到抵抗力下降，病毒就會活化，然後沿著神經跑到皮膚上頭，引起紅腫痛的疹子。

帶狀皰疹一般是長在身體上的，但也有帶狀皰疹是長在內耳神經，就是所謂的耳性帶狀皰疹。**耳性帶狀皰疹主要的症狀就是眩暈、耳鳴、聽力喪失，加上患側耳的耳殼或外聽道上會有帶狀皰疹的紅疹水泡。**

通常除了內耳神經之外，顏面神經也會同時受到感染，所以同時會出現嘴外臉斜、眼皮閉不緊的顏面神經麻痺。有的患者會很擔心，又暈、臉又歪，會不會是中風？此時只要判斷，如果同時耳朵痛並且起疹子，應該就是所謂的耳朵長「皮蛇」！

耳性帶狀皰疹在急性期除了類固醇治療之外，搭配抗病毒藥物治療，會有比較好的結果。不過耳性帶狀皰疹所造成的神經損傷，常比前庭神經炎更廣泛、更嚴重，也更容易留下慢性頭暈和平衡失調的後遺症。在後期，**前庭復健運動是改善頭暈和平衡感失調的唯一方法。**

耳朵紅疹水泡

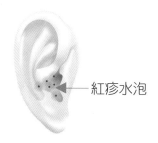

紅疹水泡

顏面神經麻痺

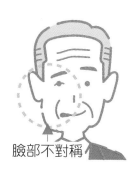

臉部不對稱

Q4 需要做什麼檢查才知道是前庭性神經炎？

前庭神經炎的檢查包括眼振圖、內耳溫差試驗、視頻頭推測試、前庭誘發肌電位等等。

另外，前庭神經炎患者的眼振如果已經消失，可以在頭部搖動（head shaking test）、頭骨振動（vibration test），或過度通氣（hyperventilation）時，把眼振給誘發出來。主觀視覺垂直感檢查亦可見不正常。

眼振圖檢查	■ 現今的眼振圖檢查，會讓患者戴上一個像滑雪護目鏡般的眼振鏡，利用裝設在眼鏡上的紅外線攝影機追蹤瞳孔所在的位置，再藉由電腦畫出眼振的圖形。 ■ 眼振圖可以觀察眼振的方向和強度，主要用以鑑別前庭神經炎和腦部引起的眩暈症。
內耳溫差試驗	■ 是測試內耳不平衡的傳統方法。測試時，測試人員會在患者的耳朵裡面灌熱水、冷水，或是灌熱風、冷風。我們的內耳受到冷熱的刺激後，會產生眩暈和眼振，這時，就可以利用眼振圖，記錄左右耳的反應是否一樣。 ■ 請特別注意，在做溫差試驗時，會暈是正常的反應，不必過度擔心！如果測試時完全不會暈，反而要小心該耳是不是有內耳功能低下的問題。
視頻頭推測試	■ 是新型態的測試內耳不平衡的工具。測試時測試人員會快速轉動病人的頭部，再藉由紅外線攝影機記錄前庭眼球反射。 ■ 這種高速，小角度的頭部轉動，可以準確評估內耳半規管和前庭神經的功能。

前庭誘發
肌電位

■ 是另一種特別的檢查。

■ 上述提及的內耳溫差試驗、視頻頭推測試是測試內耳半規管的功能，前庭誘發肌電位則是用來測試內耳耳石器的功能。因為耳石器分為「橢圓囊」（utricle）和「球囊」（saccule），所以前庭誘發肌電位分為「眼性」前庭誘發肌電位（ocular VEMP）用以測試橢圓囊，和「頸性」前庭誘發肌電位（cervical VEMP）用以測試球囊。

■ 大部分的前庭神經炎會影響到橢圓囊卻不影響球囊，所以患側的「眼性」前庭誘發肌性電位會不正常減少，而「頸性」前庭誘發肌電位通常會正常。

Q5　前庭性神經炎和危險性眩暈如何鑑別診斷？

　　持續眩暈超過 24 小時，稱為急性前庭症候群（acute vestibular syndrome），這時主要的病因分二大類：

第一類稱為
周邊性眩暈

　　也就是內耳或內耳神經出問題引起的眩暈症，其中就是以前庭神經炎最常見，約莫佔了急性前庭症候群的 75%。

第二類稱為
中樞性眩暈

　　也就是小腦、腦幹出問題所引發的眩暈，這之中大部分是腦中風，約佔了急性前庭症候群的 25%。

　　區分急性眩暈的來源是中樞或周邊是非常重要的，因為急性發作的眩暈中，**中樞性原因引起的眩暈，如小腦和腦幹的出血或梗塞性腦中風，是屬於危險性暈眩，惡化時可能危及生命，或是造成肢體殘障，需要立即就醫治療！**

如何區別周邊性眩暈和中樞性眩暈呢？觀察眼振的方向是非常重要的線索。周邊性眩暈引起的自發性眼振通常是水平的，伴隨有一點旋轉；不同的眼睛轉動的方向並不會改變眼振的方向。相比之下，中樞起源的眼振可以是純粹的垂直向，純粹的旋轉，或隨著不同的動眼狀態而改變方向。所以**如果家人暈眩時，你觀察到他的眼睛是上下跳動的，很可能是腦中風或其他腦部的問題，請盡快送到急診室來**！

眼振種類

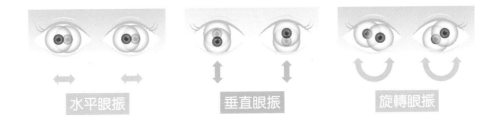

水平眼振　　　垂直眼振　　　旋轉眼振

除了眩暈發作，如果病人還有**半側手腳麻和無力、臉歪嘴斜、複視、口齒不清**等等類似腦中風的症狀，代表這個病人是中樞性眩暈發作，必須立即就醫。

除此之外，平衡感也是一個重要的線索，雖然急性眩暈發作時，前庭神經炎和腦中風一樣，都會有走路不穩的現象，但是前庭神經炎比較不會有連站都無法站的情形。所以如果一個人眩暈發作時，一站就要倒，甚至坐著也會倒，這都比較像是中風之類的中樞性眩暈。

　　還有在暈眩改善之後，一定要下床走路看看。通常前庭神經炎在暈眩改善之後，走路不穩也會跟著好多了；腦中風引起的暈眩就不一定了，常常在暈眩改善後，**步態不穩的情況仍然嚴重**。

　　還有腦中風的高危險群，如**年長者**、**高血壓**、**糖尿病**、**高血脂症患者**、**心臟病患者**，眩暈發作時都要特別小心腦中風的可能性。如果覺得難以判斷也沒有關係，如果第一次發作持續性的暈眩、嘔吐，或是走路不穩，請立刻到急診室報到，交給醫師判斷。

　　由於醫療科技的進步，對於這些疑似中風的病人，我們可以安排腦部電腦斷層掃描或是磁振造影，做出精確的診斷，也可利用頸動脈超音波及穿顱血管超音波，對顱內外供應腦部血流的血管做詳細的評估，來作為進一步治療的依據。

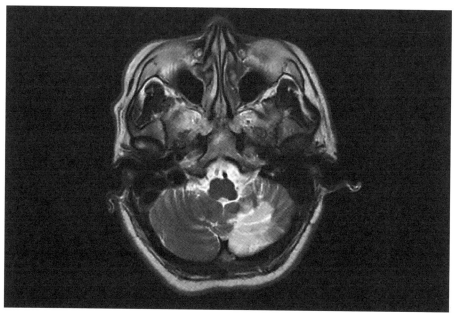

▲ 小腦中風。

Q6 得到前庭性神經炎會完全好嗎？ 要多久才會好？會不會復發？

前庭神經炎會嚴重天旋地轉和嘔吐約 1 ～ 3 天的時間，之後 5 ～ 7 天眩暈會有明顯的改善，嘔吐也會逐漸停止，但走路、轉身、轉頭仍舊會有比較明顯的動暈現象。

這樣的動暈情形有可能持續好幾個星期，然後漸漸好轉。最後，大約有六成的病人，因為受損的前庭神經恢復得很好，所以會復原到完全沒有症狀。另外四成病人，前庭神經沒有完全復原，可是因為中樞代償的關係，腦部會去改善內耳前庭神經所喪失的平衡感，所以大部分也會恢復到**只有快速轉頭時會有一點小暈**，日常生活不受影響。

不過，確實也有少部分的人，在前庭神經炎之後，演變成慢性頭暈，嚴重影響往後的日常生活。為什麼會變成慢性頭暈呢？細究起來，有三大原因：

中樞 代償不佳

腦部沒有成功代償內耳或內耳神經受損的平衡感，所以病人就會因長期平衡感不佳而持續頭暈。什麼樣的人中樞代償會不好呢？有的患者怕暈，頭部不敢活動，不但脖子容易僵硬，也會因為缺乏頭部轉動的刺激，中樞代償會特別緩慢。

還有的患者，長期服用醫生開立的止暈藥，止暈藥固然可以暫時減輕頭暈的程度，卻會直接抑制中樞代償，所以長期服用下來，平衡感反而不會恢復，暈反而不會好。

人的平衡感靠三個感覺系統維持：內耳前庭系統、視覺系統、和本體感覺系統。前庭神經炎之後，因為內耳系統受損，平衡感的維持就會以視覺和本體感覺為主。

視覺依賴太重

用視覺來維持平衡感是最容易，卻也最不可靠的！如果太過依賴視覺來維持平衡感，就稱為視覺依賴（visual dependence）。

視覺依賴太重的人，會因為眼前的視覺刺激太複雜，或視覺流動（optic flow）太強烈（如在大賣場中購物、看到堆疊的貨品、持續走動的人群），就會造成平衡感的不穩定而引起「視性眩暈」。

身心交互影響

有一些前庭神經炎的患者，明明內耳神經恢復得很好，中樞也代償得很好，卻還是持續頭暈不止。這是屬於「持續性姿勢知覺性頭暈」的一種表現。

這些患者的體質特別敏感，所以雖然平衡感已經恢復，暈感卻一直暫存在腦海裡無法消除。

另外這類患者，通常也是屬於比較容易緊張焦慮的類型，特別是對頭暈本身的焦慮！時常擔心頭暈會不會好，會不會惡化，會不會再復發。當無時無刻將注意力放在「頭暈」這件事情上頭時，知覺性頭暈就越難改善，而改善得越慢，病人就越焦慮，因此形成「頭暈」和「焦慮」的惡性循環。

雖然前庭神經炎有可能產生這些後遺症，幸好大部分的患者都是恢復良好的，所以不必太過擔心。而且，**大多數患者（＞90％或更高）中，前庭神經炎都是一次性的經驗，復發機率微乎其微。**

然而，在一項系列研究中，15% 的前庭神經炎患者後來發展為良性陣發性位置性眩暈。也發現 10% 的前庭神經炎患者在兩年內出現驚恐等精神障礙。

Q7 前庭性神經炎該如何治療改善？

在急性眩暈發作的時期，一些支持性的治療方式可以用來減輕症狀的嚴重程度。藥物治療可使用緩解眩暈症狀的**前庭抑制劑**、**GABA 類鎮靜的藥物和緩解嘔吐的藥物**，並好好臥床休息。

類固醇的使用，目前仍有爭議，但由於一些文獻顯示類固醇可以加快前庭神經炎的復原，因此病人如果沒有使用類固醇的禁忌，仍然可以在眩暈急性期短期使用類固醇。至於抗病毒藥物，也有人實驗過，但目前沒有證據顯示有效。

過了大暈的急性期之後，病人嘔吐的情形會改善很多，這時就不建議還一直待在床上，反而要多下床走動。雖然下床走動會有些暈，但這正是刺激前庭系統進行中樞代償，讓平衡感復原的第一步！還有就是藥物要逐步減少。如前面所說，止暈藥和鎮靜劑會抑制中樞代償，所以在這個階段，要逐漸減少止暈藥和鎮靜劑的劑量，最後完全停藥。

眩暈完全停止後，如果還是會有動暈、平衡不穩、視覺模糊等現象，就是需要前庭復健運動來改善了！**前庭復健運動，可有效的改善頭眼協調、平衡能力，可以在噁心和嘔吐的急性期結束後就開始練習。**

許多練習會導致頭暈，但是這樣的刺激卻是前庭功能受傷之後需要的必要刺激。練習應該持續幾分鐘每天至少兩次，但只要可以忍受，應該要經常進行。至於怎麼做前庭復健運動，後面章節（詳見第 172 頁）會有詳盡說明。

前庭神經炎 ④

Q8 前庭性神經炎在飲食和生活上需要注意些什麼？

前庭神經炎的患者，眩暈通常在一段時間內，通常在幾小時中發展，嚴重則幾天，然後消退。但是在後續幾個星期的過程中。有些患者可以有殘留的非特異性頭暈和不平衡持續數月，因此應該避免危險活動，以免跌倒受傷，尤其疾病發生的初期。

如有噁心嘔吐的情形，**應多喝水，補充電解質**，以避免脫水和電解質不平衡。也應該**避免開車、使用工具、操作機械，或者在高處工作。**

研究顯示，在確診前庭神經炎後，標準治療之外，早期開始進行前庭復健的訓練比單獨使用藥物治療更能有效地減少頭暈感並改善日常生活功能。

除此之外，**亦可以進行會大量運用到平衡功能的運動**，比如**網球、籃球、排球、乒乓球**。另外也可以進行**瑜珈、太極**等自我覺察平衡功能的運動。

Q9 為什麼我的前庭神經炎一直沒好？

臨床上很多患者服藥到一半即自行停藥，自認為症狀已經解除，其實還沒有好完全。也有一些患者在急性前庭神經炎後，仍有持續性的平衡障礙，可能是由於中樞代償不足或恢復不完全所致，而前庭復健在這兩種情況的治療中都有作用。

雖然再次得到前庭神經炎的機會不高，但是想要避免前庭神經炎再次找上門，則因提高自身免疫力。老話一句，飲食均衡、適當運動，還有降低身心壓力是最好的方法。

若不幸，前庭神經炎再次找上門，千萬不要以為得過，就想著，反正已經有過前次經驗，自行前往藥局購買藥物，或是自行服用藥物。

建議還是必須經由醫師，將其他嚴重的病症排除，例如中風、腦出血、心臟病、高血壓等……。急性眩暈的原因有很多，每次可能都不一樣，根據現下病因做適當的檢查治療，才不會本末倒置，忽略更嚴重的疾病因而造成更大的遺憾。

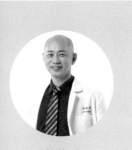

陳致中
醫師

// 學經歷 //
- 神經科專科醫師
- 臺北醫學大學醫學資訊研究所博士
- 英國倫敦大學神經耳科進修

// 現任 //
- 雙和醫院眩暈及平衡障礙中心主任
- 衛福部立雙和醫院神經科主治醫師
- 臺北醫學大學醫學系助理教授
- 台灣神經學學會自律神經暨暈眩學組委員

5 其他良性眩暈一

Q1　長期持續頭暈，到醫院檢查都正常？有可能是知覺性頭暈？

　　45 歲的上班族 W 先生來到眩暈門診就診，主要的困擾是有五年病史的慢性頭暈。W 先生一提到他的頭暈毛病，表情顯得相當苦惱，他不記得有任何重要事件或是疾病，開啟了他這種長期的困擾。

　　說到頭暈，也不是天旋地轉、整個房間要倒過來的暈眩感，不至於暈到會吐。當他在站立或是走路的時候，這種暈的感覺就會比較明顯。相反的，當他坐下來或是躺下來時，症狀就會減緩很多。這些症狀，雖然也不是太嚴重，但讓他每天感覺不對勁，甚至影響工作上的表現。

　　這五年間，W 先生看過大大小小醫院，也接受過許多眩暈相關的檢查，但是都沒有很肯定的結論。大部分醫師告訴 W 先生，檢查結果正常，不需要太擔心。可是，這些建議並沒有讓他確實放心，也沒有真正改善他的症狀。

　　有些醫師判斷他或許是患了某種內耳不平衡的疾病，但服了一些頭暈藥後，似乎幫助也很有限。W 先

生放假日在家時，往往不是長時間坐著，就是躺著，因為他發現這樣似乎感覺好些。

雖然他不曾因為頭暈造成走路不穩，或是跌倒，但漸漸對很多社交活動興趣缺缺。到後來，也常常因為不舒服無法工作，向公司請假的次數越來越多。W 先生和家人都有很強烈的無力感，不曉得該怎麼辦才好？

★ 診斷

W 先生的困擾，是典型的持續性姿勢性—知覺性頭暈（Persistent postural-perceptural dizzness, PPPD），簡稱**知覺性頭暈**（特別是指慢性且持續性的功能性頭暈）。

知覺性頭暈是屬於「功能性頭暈」中的一個重要的疾病。所謂功能性頭暈，泛指非因內耳前庭功能或是中樞平衡系統病灶所造成的頭暈症狀。**許多研究發現：緊張、焦慮、恐慌、失眠或憂鬱傾向的人，較容易有這個類型的頭暈症狀。**所以，功能性頭暈以往的名稱又叫做心因性頭暈。

根據國際眩暈學會的定義，知覺性頭暈患者還有以下幾個病徵：

> 症狀持續超過三個月以上。

> 可因站立、活動或複雜的視覺刺激加重症狀。

> 可能由其他前庭、非前庭或精神症狀所誘發。

> 症狀足以導致困擾或功能下降。

> 無法以其他更合適的疾病解釋症狀。

　　以 W 先生的例子來說，他的症狀持續五年，走路或活動會加重症狀。雖無明確誘發疾病的因素，但症狀已經造成患者困擾及功能下降（常需要向公司請假）。

　　所有過去或現在的相關檢查，都無明顯異常，足以判斷為其他眩暈疾病。而且，使用其它類眩暈藥物治療也不見改善。因此，醫師能夠確定診斷 W 先生為知覺性頭暈。

　　在眩暈的病患之中，有不低比例的患者是屬於前述的知覺性頭暈，或是其他類型的功能性頭暈。除了前述知覺性頭暈外，其他常見的功能性頭暈還包括：恐慌症、懼高症和非特異慢性頭暈……等。

　　根據筆者個人所服務眩暈中心的統計，**眩暈初診病患中，大約有 12% 的患者是屬於功能性頭暈。**

　　功能性頭暈其實相當令患者苦惱，它可能急性發作、反覆性發作、或是演變成慢性問題。患者在面對這樣困擾時，常常有很大的挫折感。挫折感一部分來自於病患自身，因為對於自己的健康問題無能為力，不清楚症狀因何而來？如何避免？以及如何改善？

　　另一部分則來自周邊的人，包括家人、朋友以及同事的誤解。因為功能性頭暈和其他的眩暈相較起來，症狀是比較主觀的，外人並不容易看出患者有明顯的平衡功能障礙。有時會被旁人解讀為逃避、偷懶或是裝病。

　　最後一部分可能來自於就醫經驗。有時候醫師診斷功能性頭

暈前，需要花費較多的時間去排除其他診斷。更有些時候，即使做完一系列檢查，醫師仍然無法有最後結論時，患者的挫折感就會明顯增加。

★ 治療

　　患者對於知覺性頭暈有正確的認知，是這個治療中最重要的一步。在正確認知的基礎上，患者和醫師才能夠一同討論疾病的誘發因素、加重因素、減輕因素、治療選擇和治療預後。

　　以 W 先生的例子來說，我們發現，W 先生並沒有明確的誘發疾病，主要的問題在於**長期壓力、焦慮**，合併輕度憂鬱的現象。壓力主要來源是負責部門的業績，持續幾年無法達到公司目標。此外，**睡眠障礙**又更加重 W 先生頭暈的症狀。

　　在醫療上，我們建議 W 先生考慮心理諮商，進行認知行為治療、藉由生理回饋訓練，學習放鬆的技巧。也建議 W 先生建立規律運動習慣，除了有助於緩解壓力，改善平衡功能、也可以增加自信心。另外，我們開立能夠改善焦慮及憂鬱的藥物，減輕頭暈症狀。

　　兩個星期後，W 先生的頭暈已經有明顯改善，比較願意參加家庭或是社交活動，也不需要常常向公司請假。W 先生對於克服這個治療五年不見起色的問題，現在是充滿了信心。

Q2 走路不太平穩，
頭部快速轉動時東西看起來糊糊的？
有可能是雙側前庭病變？

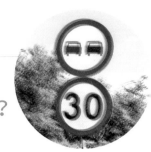

　　五十歲的 L 女士是位家庭主婦，過去健康狀況良好，並無任何暈眩病史。三個月前，她因為發燒及嘔吐到某醫院急診就診，診斷為尿路感染合併腎盂腎炎，因而安排住院治療。住院兩星期間，使用抗生素藥物治療，腎盂腎炎得到控制，症狀也漸漸改善。不過，出院以後，她覺得有些身體狀況似乎有些改變，和生病住院前有些不太一樣。

　　她留意到自己在走路的時候，好像沒有以前穩定，感覺有些頭暈。走在平路上，感覺還算好，但是一旦碰到路面不平，或是光線昏暗時，她走起來就有點怕怕的。雖不至於跌到，她會有點擔心，所以總是拿把雨傘輔助。

　　大部分坐著的時候，並不會感到明顯不舒服，也不覺得特別暈，但是她留意到，她轉頭找東西的時候，只要稍微快一點，東西很容易就看不清楚。

　　她的暈並不是天旋地轉的眩暈，也不致於造成反胃或是嘔吐，坐著或是躺著大致還好。本來認為是生病剛治療完畢出院，身體元氣還沒有完全恢復，所以有這種現象。但是，休養幾個星期後，狀況還是一樣，她決定去請教醫師看看。

　　一開始，醫師並沒有明確判斷是怎樣的問題，建議她先吃幾天頭暈藥，盡量睡飽一點，再回診追蹤。可是，L 女士吃了頭暈藥之後，沒有覺得比較好，反而覺得走路偏得更厲害。過一段時間之後，其他醫師介紹她到眩暈特別門診來診治。

醫師在進行臨床檢查時發現，L女士有顯著兩側前庭——動眼反射功能下降的狀況。同時，當閉著眼睛、站立在軟墊上時，L女士會呈現明顯搖晃不穩的現象；閉眼原地踏步時，也無法保持穩定，會往不同方向搖動，幾乎快要跌倒。醫師進一步安排檢查發現：無論是前庭溫差測試或是頭部脈衝檢查，L女士兩側前庭功能，都有顯著的功能下降情形。

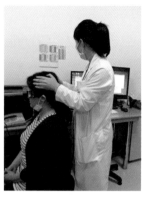

頭部脈衝測試。

★ 診斷

　　這是典型的雙側前庭病變，**造成雙側前庭病變的原因最可能是使用藥物 aminoglycoside**（一種抗生素藥物）**產生的兩側對稱性前庭功能下降**。大量或是過長時間使用 aminoglycoside 後，可能引起前庭構造的毛細胞損害，影響平衡功能。

　　內耳的前庭功能在我們保持坐姿及直立狀態時維持平衡，有非常重要的地位。假如一側前庭功能出現急性損害，而另一側前庭功能保持良好，藉由腦部中樞代償機制，往往能夠協助受損的一側前庭功能逐漸恢復，不至於有太明顯的長期平衡功能障礙。

　　但是，**如果兩側前庭功能都不好，中樞代償機制無法正常運作，這時平衡功能就會有很大的問題**。除此之外，前庭還負責重要的前庭一動眼反射功能，這項反射可以讓我們在頭部快速轉動時，仍能將眼睛固定於目標物，不至於因為頭部晃動而使得看到的東西變得模糊。

　　可能引起雙側前庭病變的原因很多，除了 aminoglycoside 藥物

造成前庭神經的副作用外，**自體免疫內耳疾病、腫瘤、反覆性前庭神經炎，以及長期的梅尼爾氏病**都有可能導致雙側前庭病變。

不過，根據研究，有將近一半的雙側前庭病變患者，並無法檢查出確切引起疾病的成因。

★ 治療

雙側前庭病變的治療方法，需要針對不同疾病原因個別考慮。大部分止暈或止吐藥物，會使前庭平衡功能更加被抑制，不僅沒有效果，還可能讓平衡功能惡化，增加跌倒機會。如果是因為藥物 aminoglycoside 所引起，我們會建議**避免再接觸可能有前庭抑制效果的藥物**。往後如果有其他疾病的就醫需要時，須主動提供雙側前庭病變的病史供醫師參考，避免因藥物引起的前庭功能持續退步。

此外，**接受物理治療師的指導，進行前庭復健運動，可以改善整體平衡功能**。如果其他原因引起的雙側前庭病變，則需要與醫師進一步討論，針對個別疾病來進行藥物或是手術治療。近年來，國外頂尖學術單位積極研究人工前庭裝置的效果，期待能為雙側前庭病變病患帶來更好的生活品質。

用藥小叮嚀

近年來，使用 aminoglycoside 類藥物作為第一線抗生素的比例逐漸下降。除了 aminoglycoside 外，其他抗生素藥物並不具有明顯毛細胞損害的副作用。如遇需使用注射抗生素的狀況，也請與醫師討論，避免不必要的擔心。

Q3 躺或坐姿快速站起時容易引起頭暈，有可能
是直立性不耐症？

　　65 歲的 P 先生剛退休不久，來門診就診的原因是最近偶爾會
感到頭暈。

　　他被醫師診斷為第二型糖尿病已經有八年多了，一直用口服降
血糖藥物控制。根據 P 先生的醫療資料看來，血糖控制得算是很不
錯了。一大早剛睡醒，當下床速度較快時，就會有一陣短暫的頭暈
發作。這種頭暈通常會持續十秒鐘左右。

　　頭暈期間，整個視線會突然變暗，得扶著床邊或牆壁避免自己跌
倒。有幾次，他覺得如果不馬上躺回床上的話，可能就會倒在地上。

　　最近，當他蹲在院子整理花圃，突然站起來時，同樣的頭暈狀
況也發生了，而且越來越頻繁。雖然每次發作後半分鐘左右，頭暈
症狀會完全緩解，但 P 先生漸漸覺得有必要和醫師討論這個問題。

　　醫師在門診為 P 先生進行初步身體評估，並未發現顯著前庭及
平衡功能異常。神經學檢查則發現，P 先生有肌腱反射下降和腳部
末端感覺功能減弱現象，懷疑可能是糖尿病引發的多發性週邊神經
病變。

　　醫師分別測量坐姿和站姿時的血壓，發現突然站起時的血壓會
明顯下降，懷疑是直立性低血壓。為了進一步確定診斷，醫師幫 P
先生安排神經傳導以及傾斜床檢查。報告果然證實 P 先生有糖尿
病多發性週邊神經病變以及自律神經功能異常、合併「直立性低血
壓」，因此造成頭暈。

其他良性眩暈一 **5**

135

★ 診斷

直立性低血壓是直立性不耐症中的一種病症，指的是從躺或是坐姿站起來時，血壓明顯下降，進而造成腦部血液灌流不足，因而有頭暈的症狀。

根據定義，血壓收縮壓下降 20 毫米汞柱以上、舒張壓下降 10 毫米汞柱以上，就可能造成瞬間腦部血液灌流不足、產生不適，這時候患者就可能感到頭暈。

雖然在大部分的情況下，我們的循環系統可以快速調節，讓血壓回復正常，避免持續性的腦血流灌流不夠。但是，當直立血壓下降太多，或是自律神經調節能力不足時，就有可能造成昏厥。

另一種很有名的直立性不耐症，叫做**直立心搏過速症候群**。這個症候群雖然不會造成直立時血壓顯著下降，但會產生明顯持續性心跳加速，患者除了感到心悸、也可能合併頭暈或類似昏厥的症狀。

引起直性性低血壓的原因非常多，常見的因素包括**藥物副作用、貧血、週邊性自律神經疾病、中樞性自律神經疾病**等。

也有很多情況，直立性性低血壓是由非特定疾病的生理狀態所引起，比如說：**水分攝取不足、餓肚子、吃得過飽、處於高溫環境**等，都有可能引起直立性低血壓，而產生頭暈的症狀。

★ 治療

以 P 先生的例子來說，引起頭暈的直接原因是直立性低血壓，而間接原因則是長期糖尿病所引發的自律神經功能異常。

生活方面，我們建議 P 先生下床站立或是蹲著站起時，可以先坐一下，不感覺暈時再站起來。如此可以讓循環系統有充裕的時間足以調節，才不會因為站起的速度太快而頭暈。

另外，我們建議水分一定要攝取足夠、避免脫水。不要長時間餓肚子、也不要一次吃得太飽，儘量不要長時間泡熱水澡。血糖控制良好與否，和自律神經系統功能有一定程度的關聯性，所以糖尿病還是要好好控制。

我們也建議把現有服用的藥物重新評估，以減少藥物副作用中增加直立性低血壓的程度。**利尿劑、心血管藥物和攝護腺肥大用藥是常見和直立性低血壓有關的藥物，需要和醫師討論是否調整這些藥物的劑量或是選擇替代的藥物。**

P 先生的頭暈症狀，在經過前述的生活建議和藥物調整後，大部分時候已經沒有明顯困擾，家人現在也比較放心讓他繼續他的園藝嗜好。

不同原因引所起的直立性不耐症，改善方式都有些不同，包括：**治療貧血問題、服用升血壓藥物、穿著彈性襪、進行腿部運動以增加血液回流等。**建議進一步與醫師討論，選擇理想的處置方法。

Q4 難以捉摸的反覆性短暫眩暈發作有可能是前庭陣發異常？

　　55 歲的 H 先生是一位職業駕駛，原本就有高血壓，曾斷斷續續使用降血壓藥物控制，但血壓不是很穩定。

　　此外，他也有吸菸的習慣，每天抽菸持續超過二十年。H 先生來到眩暈門診就診，主要是因為這半年來，出現多次無預警突發的短暫眩暈現象。這種暈雖然每次發作的時間不長，都持續幾秒鐘而已，但是有時會讓他瞬間暈到站不住、差點跌倒。

　　一開始，這種暈會好幾天才發生一次。後來，發作頻率越來越高，幾乎天天都突然來這麼一下。到了最近，甚至單日就發作好幾次。只要沒有這種莫名其妙的發作，H 先生可說是完完全全正常的生活和工作。

　　他不曾因為暈而嘔吐過，也不覺得自己行動上有什麼限制。他聽了家人和朋友們的建議，先到住家附近的醫院安排檢查。

　　報告出來並沒有很大的異常，但是醫生提到他有一些頸動脈硬化的問題，認為或許和高血壓及長期抽菸有關。為了減少腦中風發生的機會，他接受建議開始戒菸、規律服用血壓藥及低劑量阿斯匹靈。不過，這些似乎沒有讓他的暈少發作一點。

　　最近一次發作經驗，讓他覺得不能不到眩暈特別門診看看：狀況是發生在高速公路上開車的時候，因為車行速度快，得全神貫注、留意路況。但很不巧的，突如其來瞬間的暈，讓他連方向盤都握不穩，車子竟然偏斜到路肩。在這個事件發生過後，H 先生就不敢再開車上高速公路了。

★ 診斷

　　根據 H 先生所描述的症狀，醫師懷疑是一種較少見、叫做前庭陣發異常的眩暈病症。

　　這種病症的成因，是由於腦幹附近的正常腦動脈橫跨過一側的前庭神經，腦動脈的博動，可能干擾前庭神經的正常神經傳導功能。而前庭神經的自發性異常電位改變，就會造成患者產生突然短暫眩暈的症狀。

　　有些時候，患者會發現頭部維持在某個特定位置，尤其容易引起眩暈，推測可能與神經及血管間相關位置有關係。其中一部分患者，會合併單側不規律的耳鳴症狀。

　　醫師在診間為 H 先生所做的耳神經理學評估，結果大致正常，並無顯著前庭或是中樞神經功能障礙。先前他院檢查所發現的頸動脈硬化，進一步確認未造成血管狹窄、阻塞或灌流不足，未與目前眩暈症狀有直接關聯。

　　但還是建議 H 先生認真戒菸、加強飲食控制及使用降壓藥物控制好血壓，以避免動脈硬化越來越嚴重，增加腦中風機會。

　　在腦部磁振造影檢查中，我們發現 H 先生腦部構造大致正常。但是在腦幹外圍區域，有一條明顯的腦動脈橫跨過一側前庭神經，此影像學的發現大致能符合前庭陣發異常的診斷。於是，醫師和 H 先生開始討論治療方式和目標。

　　神經科眾多病症當中，類似這種因為動脈橫跨過神經，造成

神經異常放電現象的狀況，最有名的要算是三叉神經痛了。三叉神經痛的主要症狀為：單側臉部不規則發生的短暫抽痛或是刺痛現象。另一種常見神經異常放電的病症是半臉痙攣症，病患會有一側臉部不規則抖動的症狀。

相較於三叉神經痛及半臉痙攣症，前庭陣發異常的發生率要低得很多，不算是一個常見的疾病，所以不僅一般大眾很少聽過，甚至有許多醫師也完全不清楚這個病症的存在。

不少最後確定為前庭陣發異常的患者，共同的經驗都是長期眩暈困擾、曾多處醫院就醫、已接受各式眩暈檢查，但都沒有滿意的治療效果。筆者認為主要的原因有下面三個：

- 患者症狀難以描述清楚。
- 常規眩暈檢查結果大多正常。
- 醫師不熟悉這個疾病。

和許多陣發性眩暈狀況類似，前庭陣發異常通常不至於危及生命。但長期的症狀困擾和對診斷的不確定性及焦慮，都會大大影響患者的生活品質。

★ 治療

H 先生和醫師一致同意，前庭陣發異常症狀已經對他的工作表現以及生活品質造成明顯影響，需要介入治療以減少發作。醫師選擇針對前庭陣發異常的口服神經藥物，請 H 先生回家定時服用。

一週之後返診時，H 先生顯得相當滿意，提到眩暈發生的頻率顯著減少。一個月後再追蹤時，H 先生已經能夠從容地開車上高速公路，沒再碰到任何突發狀況。

目前國際耳神經醫學界對於**前庭陣發異常的治療選擇**，是以**藥物治療為主流**。一般常用的止暈藥物，對於前庭陣發異常這種特殊的眩暈，治療效果非常有限，使用特定的抗癲癇藥物效果則非常理想。對於特定抗癲癇藥物的良好治療反應，也是確定診斷這個少見眩暈疾病的重要證據。

雖然服用藥物本身，無法改變動脈橫跨過神經、使前庭神經傳導異常的構造性問題，但仍可減少神經自發性異常電位變化現象，有效治療眩暈症狀。

使用開顱手術的方法，或許可以針對動脈壓迫前庭神經問題，進行減壓治療。但由於手術風險較高，症狀改善的成效也不優於藥物治療，所以現階段不是大部分醫師或是患者的首選處置方式。

用藥小叮嚀

抗癲癇藥物通常有較多副作用，可能造成過敏反應，甚至加劇其他眩暈疾病的症狀，不可自行購買服用。建議眩暈患者請專科醫師診療，遵囑謹慎使用。

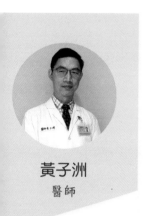

黃子洲
醫師

// 學經歷 //
- 中國醫藥大學醫學系
- 台南新樓醫院神經內科主任
- 台灣頭痛學會秘書長
- 美國約翰霍普金斯大學醫院眩暈訪問學者

// 現任 //
- 活水神經內科診所副院長
- 台灣頭痛學會常務理事
- 台灣神經學學會自律神經暨暈眩學組委員

6 其他良性眩暈二

Q1 坐車搭船就頭暈想吐，可能是動暈症？

53 歲的蔡小姐，從小就發現容易暈車，每次乘坐交通工具，尤其是搭巴士，或是車行山路，就會開始打呵欠，精神不濟，如果車程久一點，便會開始頭暈，臉色發白，甚至開始噁心想吐或真的吐，整個人疲憊不堪，就算下了車還是不能馬上改善。她注意到如果在車上看書、用手機，發作的機會更高。她也發現，去看 3D 電影，或者是戴上 VR（虛擬實境）眼鏡，時間久一點也是一樣會發作頭暈。

★ 診斷

動暈症，即一般常見的暈車、暈船。初始症狀先出現昏沉、打哈欠、降低警覺性，漸漸加上臉色蒼白、冒冷汗、頭痛、頭暈以及噁心、嘔吐等，可以說是一般人最常見的頭暈疾病了。

眾所皆知，在搭乘車船等交通工具時，身體處在不自主地搖動之後，就容易發生動暈症。因為每個人的感受和認定不一樣，很難確定有多少比例的人可能有這個問題，但只要刺激的誘因夠強烈，幾

乎所有的人都有可能會發生。

從人類開始航海後，人們就開始注意到這個疾病。現在各式交通工具盛行，人類發生動暈症的機會也越來越多。除此以外，大螢幕或 3D 電影，虛擬實境的電子互動設備，使人們就算沒有搭乘交通工具，也可能發生動暈症。

動暈症發生的原因，目前最被接受的理論，是因為各個感覺系統接收進來的訊號互相衝突，而產生的混亂感。例如搭乘大巴士時，大部分乘客看到的是車內靜止的環境，然而前庭系統卻感受到車子的移動，這時就會產生腦部資訊混亂。觀看大螢幕或 3D 電影時則正好相反，眼睛看到的景象是活動的，但是前庭系統卻沒感應的身體的動作，這時同樣會產生錯亂，引起動暈症。

研究發現，**相對慢速的被動動作環境**（約在 0.1 ～ 0.5Hz 之間的動作頻率），**是最容易引發動暈症的**。這也可以解釋，為何騎馬的時候較不易引起動暈症，而坐車時比較容易。這種動作包括前後動晃動和左右晃動，但如果是垂直的晃動，通常頻率會在 1 ～ 2Hz，也較不易引起動暈症。

換言之，動暈症的發生，和駕駛者的技術（是否喜歡突然加速、急煞車）以及道路的狀況（是否彎道多、轉彎多）有關，和車輛的乘坐品質反而關聯性較小。動暈症噁心嘔吐症狀的由來，則可能是演化上的需要、人類的生物本能。當中樞神經系統有感受到訊息錯亂的時候，身體會認為是食入有毒物質，所以為了排出毒物，而出現嘔吐反應；當然也可能單純只是前庭系統和嘔吐系統在腦幹中的迴路相鄰所致。

嬰兒和小於 2 歲的幼兒不會出現動暈症，可能是因為前庭系統發展尚未完成。年紀漸大之後，開始會有動暈症的發生，小於 15 歲的孩童比成年人更容易出現動暈症，或許是因為長大成人後接觸交通工具的機會漸多，也漸漸能夠適應了。

女性發生動暈症的機會比男性高，偏頭痛的患者，也有比較高的比例有動暈症。而前庭功能完全損壞的患者，沒有機會感覺到訊息的錯亂，反而不會有動暈症的發生。

通常出現動暈症，都是因為處在不尋常的動作環境所造成，一般不會有潛藏的嚴重的疾病，也不太需要進一步檢查。但是如果頭暈現象在沒有誘因（如搭車、船）的情況下自然發生，或是已經脫離誘因超過 24 小時還在發作，就要懷疑有其他前庭疾病的可能。

★ 治療

簡單的一些行為對策，可以減少暈車的發生。有報告顯示，**若提供受試者視覺參考點，譬如人工水平面，讓受試者可以隨時知道真正水平面的角度，可以減少動暈發作**，國外有一些提供水平面的特殊眼鏡，或可能有些效果（CNN 曾有報導資料：https://edition.cnn.com/travel/article/motion-sickness-citroen-seetroen-glasses/index.html）。

另外，**搭車時如果能直視前方，看清楚車子的行進、轉彎等動作，也可減少感覺資訊的衝突。**實驗室的研究也發現，平躺的姿勢比直立，更能防止動暈症的症狀，在車上閱讀，則會增加動暈症的發生機會。若反覆的讓患者處在誘發的環境中，最終會習慣而適應，不再發生動暈。

例如坐船會暈，如果每天去坐，練習久了就會適應。但是這樣的治療畢竟曠日廢時，可能只能在特定用途，例如訓練軍事人員，而且，習慣搭巴士後，不見得會習慣搭船，每次適應只能適應某種特定環境。

另外有一些適應策略，如控制呼吸、聽音樂等，也能減少噁心，但是效果並不強。針灸貼布則效用不大。

飲食上的留意，也有幫助。**海上航行時，減少攝取富含組織胺的食物，如鮪魚、某些起司、紅酒等，可以減少暈船的可能。**在一些研究中，發現**薑可以減少噁心嘔吐的症狀，**也有一些市售薑的萃取物被拿來用在暈車的防治。**高劑量的維生素 C** 也被認為可以減緩海上的動暈症。

在藥物的部分，第一個可用的就是止吐劑。許多防止暈車的藥物，都會有共同的副作用，就是昏睡，而且使用藥物，會讓身體更慢適應環境，反而拖長適應期。當然，若是短期使用，用於單趟旅程，倒是可以不用顧慮適應期長短的問題。考量到動暈症發生時，常常會有胃滯留，藥物吸收不太好，所以非口服的藥物，如貼布比較有優勢。

藥物的使用必須早於進入誘發環境，以暈車來說就是要在上車前先使用。另外像抗乙醯膽鹼的藥物，也常被使用，抗動暈效果不錯，常見副作用如昏睡、眼力模糊、口乾、頭昏等。貼布則在上車、船前 6～8 小時就可以開始使用了（貼布不應剪半使用，以免影響效果）。

抗組織胺也是常用的藥物，一般藥房能買到。複方用藥則因

為合併各種藥物同時使用，又可添加一些成分減少副作用，所以應是最有效的，也是市面上成藥的成分。

　　動暈症是一個最常見的頭暈疾病，還好它的發作有一些前提，易感體質的人只要事先預備，就能保持旅行的興致。

登陸頭暈症候群（Mal de Debarquement Syndrome）

　　這是一個很少見的頭暈疾病。它的症狀是持續的飄浮感、跳動感，沒有腳踏實地的感覺。登陸頭暈症候群和動暈症的發生誘因剛好相反，是經歷了一段時間被動式動作的環境（如航海、搭機等），回到陸地後，出現上述頭暈不穩的症狀。

　　隨患者描述的不同，症狀可以呈現多樣的表現，但是基本上患者會感受到自己隨時在晃動、飄移，就好像還在原來的被動式動作的環境一樣。通常不會有天旋地轉的眩暈症狀，也不太會噁心嘔吐。

　　有趣的是，在發病的時候，如果回到原來發病前的環境，例如回到船上再次出海，症狀就會消失；甚至不用回到原來的環境，只給予被動活動的環境，例如去開車等，症狀也會減輕。但是當再次上岸，或停止開車，症狀就會再出現，甚至在短期間內可能會惡化。

　　大部分的症狀可能持續數天到數月，但是也有人超過好幾個月都不會好。研究中有一個患者在被診斷這個病之前，平均看了 19 位醫師，因為這是很少見的疾病，大部分醫師不一定對此有認知，因此患者接受過多不必要的檢查，而且醫師所處方的抗暈藥也都效果不佳，因久病未癒，甚至出現焦慮憂鬱的症狀。

　　目前對這個疾病並沒有好的治療方式，最重要的是告知患者安心。有時醫師會用一些鎮定抗焦慮的藥，症狀可能會獲得緩解。另外，前庭復健也可能有所幫助，雖然要耗費較多時間，可鼓勵患者嘗試。

聽到大聲響就暈，還會聽到自己體內的聲音，可能得了上半規管裂隙症？

30 歲的女性，來門診說她有不平衡的感覺，有時會頭暈。症狀已經存在數年了，但是最近惡化，她覺得聽到大聲響時會頭暈，包括聽到自己的聲音也會，尤其是聲音從右邊來的時候。另外一種狀況，則是頭暈發生在咳嗽、打噴嚏或是在廁所用力解便時。但她並沒有聽力不良、耳鳴或是耳脹感。

★ 診斷

上半規管裂隙症，是一個少見，但很有特色的頭暈疾病。

內耳的迷路器官是一個封閉的結構，裡面有淋巴液傳遞震動，經由毛細胞感應，神經傳訊息到腦部，負責偵測頭部動作和聲音。耳膜會接收外界的聲音，經由聽小骨將震動傳入迷路器官之一的耳蝸，讓毛細胞感應聲音。震動的傳入點是卵圓窗，將震動能量排出的地方是圓窗，一進一出，維持能量的平衡。

但是**有這個疾病的人，他的上半規管**（也屬於迷路器官的一部分）**和顱底相連的部分因為頭骨有裂隙，導致整個系統不是封閉的**，除了原來兩個出口外，又多了第三個出口，使得本來應該由耳蝸進入，從圓窗出去的能量，現在卻有部分傳往半規管。

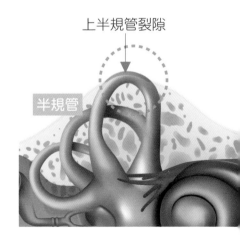

上半規管裂隙

半規管

半規管是感應平衡的器官，無法感應聲音，當聲音的震動跑錯地方，會讓半規管起反應，導致大腦感受到並不存在的動作，就會出現眩暈。**這類患者的症狀聽到聲音就會產生眩暈的症狀。**

另外，因為頭骨和迷路器官貼在一起，會使**內在身體活動的聲音經由骨頭傳到耳蝸，讓大腦聽到一些不該聽到的聲音**，出現一些奇異的症狀。例如，病人會聽到自己講話的聲音、血流的聲音、搏動般的耳鳴，甚至會聽到自己眼球轉動、關節轉動、腸子蠕動的聲音，這無疑會造成患者很大的困擾。

★ 治療

這個疾病的發生成因目前還不知道，也許是天生就有缺陷，也可能是因為頭部外傷，或是太強烈的憋氣、用力動作造成頭部傷害。

患者會因為聽到大的聲響，或是壓力差異造成眩暈發作。如果患者有一些奇怪的聽力症狀描述，例如搏動性的耳鳴，聽到自己眼球動作、關節動作、腸子蠕動的聲音，或是聽到自己講話的聲音，又會因為大聲響而誘發頭暈，就要想到這個少見的疾病。有經驗的醫師在門診用聽力測試的機器給予患者聲響，再由眼振檢查鏡下看到典型眼振，幾乎就可以診斷了。

在頭部電腦斷層的影像下，可以看到上半規管處有裂隙，需注意的是，必須針對顳骨部位細切，而非一般頭部電腦斷層；另外，有些患者是無症狀的，不應單從影像來決定診斷。其他檢查如前庭誘發肌電位檢查（VEMP）等，也可以協助診斷。**治療的部分，因為屬於身體結構的異常，唯一的治療辦法就是開刀動手術。**

Q3 頭暈而且覺得耳朵脹脹的，有可能是外淋巴瘻管？

一位中年女性，來院主訴眩暈，她的症狀起始於一次很顛頗的飛機旅行，起先被告知是耳內積水，但是服藥後並未改善，眩暈以及噁心等症狀持續出現，讓她視力無法聚焦，動作太多會讓頭暈惡化，躺平會好一點。同時她覺得兩邊耳朵脹脹的，甚至會痛，有輕微的耳鳴，憋氣用力時，可能會誘發頭暈。

★ 診斷

這個病會讓患者發生聽覺和平衡兩大類症狀。聽覺最多見的是**聽力喪失、耳鳴、耳內鼓脹感**；而平衡症狀則是**眩暈，頭重腳輕，動作不耐**等。

外淋巴瘻管的致病原因仍不完全清楚。瘻管的產生，會使得內耳對外在壓力變化敏感而容易暈眩。也有人認為外淋巴液外漏，可能導致內外淋巴液不平衡，產生類似梅尼爾氏症的症狀。

這個病最早被發現是因為鐙骨切除術術後產生的後遺症，後來發現其實壓力外傷也有可能導致。因為這個病的病程變異很大，又和其他頭暈疾病很相似，以致診斷困難，臨床檢查包括一般神經耳科學的檢查、瘻管試驗等，可以協助診斷。

★ 治療

在治療方面，可以先保守治療，**請患者臥床，把頭抬高，避免憋氣用力的動作，靜待瘻管自然痊癒**。對於頑固病情的患者，只能還是以外科手術治療了。

Q4 頭暈走路不穩，而且脖子痛，可能是頸性眩暈？

　　49 歲的某先生，是貨運廂型車的駕駛，就醫時主要描述他近 5 個月來，有頭暈頭輕的現象，症狀時好時壞，頭部轉動時或是有太複雜的視覺刺激時，或在大房間內會感覺比較不舒服，他沒有聽力的問題也沒有耳鳴的現象。這個症狀的開始，是在一次車禍之後，當時他的車被從後面追撞，造成頸部前後甩動的傷害，（這種傷被稱為「甩鞭傷」），但是當時並沒有頭部撞擊，或是失去意識。頭暈不適的症狀在他覺得頭頸部疼痛，或頸部肌肉僵硬的時候會更厲害。

★ 診斷

　　相較於前面幾個病理清楚的疾病，頸性眩暈目前還不能確定病因。

　　人體感應平衡的接受器官除了視力、前庭功能外，還有本體感覺。以肢體來說，踩踏地面的施力大小、關節的角度等，腦部都能明確得知，因此可以知道所處的環境地面是平的，還是斜的、硬的，還是軟的，讓身體藉由平衡反射自動維持平衡。

　　另一部分的本體感覺，則是支配頸部深層的肌肉，提供了兩個維持身體姿勢反射的訊息——頸 ➜ 姿勢反射和頸 ➜ 眼反射，也讓身體知道頭部的擺位，和前庭傳入的信號整合對照。

　　這些頸部的本體感應經由頸椎神經傳入腦部，所以當頸部，尤其是脊椎產生問題時，可能會改變神經傳入的信號，影響和前庭系統的整合，造成大腦感覺的混亂，就會產生頭暈，稱為頸性

眩暈。最簡單的例子，就是一直仰著頭走路，會有頭暈的感覺，因為當頭部上仰或轉頭時，頭和身體不在同一個平面上，本體感覺和前庭感覺的基準點不同，會造成兩邊的訊號不好整合，就會有平衡障礙，感覺頭暈。

在學理上存在這樣的情形，但是實務上，這樣的病很難確定，因為頸部的本體感覺反射是多重感覺姿勢控制機制的一部分，臨床上沒有任何檢查可以單獨檢查這個系統是否有問題，也因此如果要下診斷，只能用排除法。

頸性眩暈的症狀大致是頭暈、不平衡、不穩感，可能合併頸部疼痛或是頸部動作受限，頭暈可能和頸椎的位置改變，或頸關節的動作相關。疾病的誘發可能來自頸部的甩鞭傷，或是任何頸椎的發炎性、退化性、或是結構性的功能異常，例如頸椎椎間盤突出、脊椎退化、骨刺壓迫等。

如前所述，要下診斷只能用排除法，因為沒有任何單一的檢查可以確定這個疾病。**如果有慢性頭暈合併頸部疼痛，臨床檢查又沒有前庭或是腦部的異常，卻發現有頸椎異常，配合醫師的臨床判定，就可以診斷這個病。**

★ 治療

既然病因是頸椎，當然是治療頸部的病變，如果頸椎改善，頭暈就會改善。不過許多這類的病，都是慢性化而且難以痊癒的，所以也可考慮其他的治療方式，例如**前庭復健，讓平衡系統重新適應，也可以讓頭暈不適的症狀減緩。**

Q5 年紀大了，老是站不穩，
有可能是原發性老人平衡失調？

　　76 歲的老先生有糖尿病多年的病史，以前也很愛喝酒，手腳發麻已經多年，聽力不太好，尤其是左邊，有時也會耳鳴。最近一年以來時常覺得頭暈，老是昏昏沉沉的，而且常常覺得步態不穩，有時會跟蹌一下，並不會暈到天旋地轉。檢查發現他有糖尿病引起的周邊神經病變，輕微的眼振，走一直線不太能走。腦部檢查有些許小的陳舊性中風。

★ 診斷

　　這個疾病是一個老年退化性疾病。若病人年紀大於 65 歲，沒有特定單一明確的眩暈疾病，但是卻覺得不能平衡，容易跌倒，通常導因於平衡和姿勢維持系統的老化。

　　三個平衡感應系統都有可能退化。**第一個是視覺：**單純老化或老年性的眼科疾病會令老人家視力模糊，對於障礙物的遠近判定失準，所以步伐踩踏會遲疑猶豫。

　　第二個是本體感覺系統，隨著年紀而變慢變鈍，如果又有一些神經疾病，例如糖尿病、周邊神經病變，或頸椎脊髓病變等，更會加重這個情況，使病人平衡反射變遲鈍。

　　第三個是前庭系統的退化，如同老年性失聰，因為耳蝸內的毛細胞退化，讓患者聽音困難，同樣的前庭系統裡的毛細胞也會退化。**40 歲以上的人據估計每年損失 3％的前庭神經細胞，**讓患

者感應動作的能力也變慢變鈍，因為這種退化是緩慢而對稱的，所以患者不會感覺眩暈，多半是以平衡障礙來展現。

在這些**功能都退化的情況下，老人家自然會覺得不容易維持平衡，站著的時候都覺得不穩，老是覺得要跌到，甚至真的跌倒。**由於老人家可能有多重的慢性疾病，常常服用許多藥物，某些藥物的副作用也可能導致頭暈或姿態性低血壓等，更會惡化平衡問題。

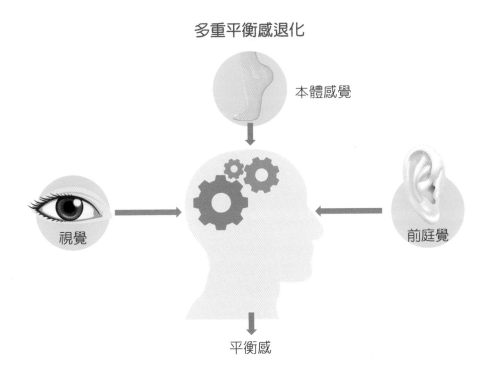

多重平衡感退化

本體感覺

視覺

前庭覺

平衡感

原發性老人平衡失調的症狀，患者常常會主訴頭暈，有些是自發性，有些是誘發性的（有起立轉頭等動作才會出現），但是

其實精確的描述應該是平衡障礙。患者會覺得站立不穩、容易跌倒，嚴重影響生活品質，久了甚至會引發情緒問題，造成焦慮憂鬱等。

如果跌倒，則可能引發後續連鎖性的各種的併發症，直接損害健康，甚至影響壽命，也是老人醫學最在意的課題之一。但是因為這個疾病是症候群，沒有特定的檢查可以證明，病名聽起來也不是一個有名的病，患者或家屬常常追著醫師要診斷，醫師必須很有耐心的介紹病因，才能讓患者和家屬了解接受。

診斷上，醫師須詳細詢問病情，若懷疑是原發性老人平衡失調，可以配合臨床的神經學檢查。當然前庭功能、本體感覺或眼科，甚至是心血管的實驗室檢查，也是適切而且需要的，以排除其他疾病的可能。

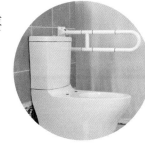

在治療上，先了解並接受疾病的成因是最重要的，才不會覺得都沒有診斷，而一天到晚換醫師看。首先要避免跌倒，使家裡的環境更安全（如浴室乾溼分離、加設扶手、樓梯防滑、去除家中雜物等），如患者有需要則宜使用輔具。

藥物的部分，急性眩暈使用的抗暈劑應該是沒效的，比較有幫助的是前庭復健，它可以促進腦部的功能代償，加強視覺的穩定和姿勢控制，從而可以減少患者頭暈的症狀。

7 危險性眩暈

陳致中醫師

Q1 合併複視、口齒不清、手腳麻木或乏力的急性眩暈，有可能是後循環腦中風？

70 歲的 F 先生在五年前退休以後，一直很注意自己的健康狀況。他和太太常掛在嘴邊的話就是：兒子的事業正在起步、孫子年紀還小，兩老要懂得照顧身體，別讓子女煩惱。

退休那年，他因為突發的胸悶和呼吸不順，到醫院檢查發現自己有心臟冠狀動脈狹窄的問題，做了血管內支架，也開始服用降血壓和降膽固醇藥物。為此，他一併戒掉抽了三十年的菸，固定回門診追蹤。

這天一大早，他跟往常同樣，和太太一起到附近公園散步、舒展筋骨。運動才告一段落，F 先生突然感覺一陣頭暈和反胃，相當不舒服，需要找張長凳坐下。印象所及，他以往從不曾出現過這種症狀。坐了十多分鐘，還是感覺不太對勁，於是打算走回家，希望躺著休息會好一些。

F 太太扶先生起身時，發覺先生站不太穩，一直偏到左邊，而且說話含糊、一側嘴角下垂。F 先生看路邊停著的車子看起來都有重疊的兩個影子。公園的朋友叫來救護車之前，F 先生坐在長凳上，嘔吐了兩次，覺得一邊手腳無力、發麻。

　　F 先生在朋友協助及太太陪同下，搭救護車前往就近的急診就診。急診醫師很有效率地做完臨床評估，判斷眩暈症狀很可能是腦幹中風所引起。在完成重要的血液生化檢查及腦部電腦斷層後，醫師和 F 先生與太太討論注射靜脈血栓溶解劑的治療方式。

　　F 先生和家人們都能夠理解，靜脈血栓溶解劑注射治療需要在黃金時間內進行，是目前國際公認急性腦梗塞的首選治療方式。但是這個治療也具有一定程度的風險，可能造成預期外的出血現象。幸運的是，F 先生在接受完靜脈血栓溶解劑後，狀況逐漸穩定下來，也沒有出現明顯併發症。

　　在醫院加護病房治療一天後，就轉到普通病房，進行後續的檢查和療程。一週後出院時，F 先生的眩暈已經改善很多，雖然走路稍微不穩、兩側嘴角仍然有點不對稱，但其他症狀大致緩解，算是安全度過人生重要的一關。

★ 診斷

　　這是典型的腦幹中風症狀。不僅暈眩症狀，患者同時有複視（東西看起來有重疊的兩個影子）、構音障礙（口齒不清）、顏面肌肉無力（嘴角下垂）及一邊手腳無力、發麻，和明顯平衡功能障礙。這種頭暈絕對不能等閒視之，需要立即到醫院治療！絕大部分的腦幹中風患者需要住院治療，因為症狀很容易在發作一、兩週之內急遽變化。

　　這樣的眩暈屬於急性前庭症候群（AVS），意思是指第一次、持續性發作、不會在二十四小時內完全緩解的眩暈。在這個眩暈類別中，最重要的疾病就是前庭神經炎（請參考本書第 111 頁前庭神經炎章節），及後循環腦中風兩個疾病。

根據統計，**急性前庭症候群中大部分是屬於前庭神經炎**，這是一種急性周邊性眩暈疾病，發作程度雖然嚴重，但是恢復快、不易復發，疾病預後較好。**大約 20%的急性前庭症候群，則是屬於後循環腦中風**，這是一種急性中樞性眩暈疾病。腦中風引起的眩暈，除了恢復較慢以外，也會產生不可回復的中樞神經系統損害及後遺症，造成失能狀態。

更重要的一點是，後循環腦中風的患者，常常是因為頭頸部椎動脈或是基底動脈血管狹窄所導致。如果沒有接受合適的治療，眩暈復發率很高，也可能引起更嚴重的中風症狀。

簡單來說，**腦中風可以分為血管破裂造成的腦出血和血管阻塞的腦梗塞兩大類**。而出現在腦後循環的中風，以腦梗塞占大多數。那麼，究竟是什麼原因造成我們的腦血管阻塞呢？要全面地回答這個問題，並不是很容易。有很多可能性，但依頻率由高至低，前三名分別是：

動脈硬化	年齡老化、高血壓、糖尿病、吸菸、高血脂等原因，是動脈硬化最重要的危險因子。
血栓	心律不整、特別是心房顫動，是血栓最重要的原因。
動脈剝離	可能是不明原因自發產生的，也可能是外力所引起的。

因此，只要有上述已知問題的患者，一旦發生持續性的眩暈，就應該特別小心是否合併複視、構音障礙、吞嚥困難、顏面肌肉無力及一邊手腳無力、發麻等症狀。若有上述現象，請不要遲疑，立刻前往醫院就診檢查。

★ 治療

　　針對急性腦梗塞的緊急治療，目前**國際間公認最有效的藥物是靜脈血栓溶解劑**。藥物的好處是使用方便和療效顯著，台灣許多大型醫院的急診部都能提供治療。

　　不過，這裡需要提醒讀者，**預防動脈硬化和狹窄的重要性，遠遠大於中風的治療**。靜脈血栓溶解劑不是萬能，效果可能因人而異，無法百分之百讓阻塞的血管暢通。而且，藥物在使用上也有很多限制，有所謂的禁忌症以及併發症，這些都是需要考慮在內的因素。

　　大部分腦中風患者在症狀穩定後，需要固定服用抗血小板藥物避免血管持續硬化、狹窄，或是服用抗凝血藥物避免血栓形成。同時也需要長期控制高血壓、糖尿病、吸菸、高血脂、心律不整等血管危險因子。如果有因中風引起的神經系統後遺症，也應該考慮接受復健治療，改善功能。

　　一部分患者可能因為嚴重的血管狹窄，單純藥物治療效果不理想，需要考慮手術治療或是放置腦血管內支架。這些侵入性治療方式的評估，比起單純服用藥物更為複雜，需要和醫師仔細討論。

有後循環腦中風，是不是也有前循環腦中風？

　　為了讓讀者能有清楚的概念，簡單介紹腦部和腦血管的解剖構造和功能，大家就能更加了解。

若不考慮細微構造，腦部可分成大腦、腦幹和小腦等三個區域。大腦分成左、右兩個半球，左側大腦半球就是大家熟知的優勢大腦，掌管語言功能及右側手腳的運動和感覺功能；右側大腦半球則掌管左側手腳的運動和感覺功能。

腦的構造

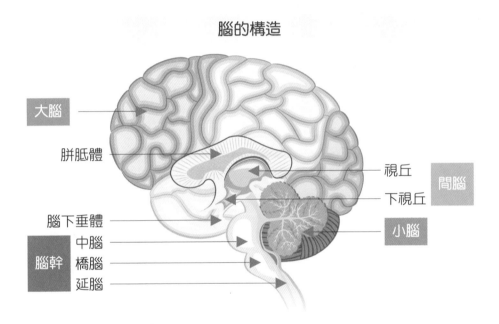

大腦

胼胝體

腦下垂體

中腦

橋腦
腦幹
延腦

視丘

下視丘

間腦

小腦

　　腦幹結構非常精巧複雜，細分為中腦、橋腦和延腦三個部分。腦幹包含多對顱神經核和顱神經，掌管眼球活動、顏面部感覺、臉部肌肉運動、吞嚥及構音、舌部運動。

　　掌控意識清醒、自律神經和調控呼吸的中樞也在這個區域內。小腦最重要的功能是平衡和運動協調性，與眼球活動、構音和肢體動作都有非常大的關聯。和眩暈最相關的中樞神經結構是前庭神經核，分佈在兩側腦幹的橋腦和延腦。

內耳前庭的神經訊息傳入前庭神經核後，會藉由分佈於腦幹內的神經纖維，連結到掌管眼球活動的神經核，與眼球的協調運動密切相關。這也就是為什麼當看眩暈毛病時，醫師會特別檢查眼球活動的緣故。

前庭神經核和小腦也有密切的功能連結，兩者都藉由穿越脊髓的神經纖維，掌控我們軀幹和四肢的平衡能力。因此，檢查站姿和步態也是醫師評估眩暈病症的重要流程。

從上面的敘述，大家或許可以歸納出來：與中樞性眩暈最相關的腦構造，就是腦幹和小腦了。而從腦血管解剖角度來看，腦幹和小腦的血流供應，來自於頸部一對椎動脈、顱內一條基底動脈和這些動脈的細小分枝。相較於供應大腦血流的內頸動脈而言，椎動脈在頸部的位置稍靠背側（後側）。因此，椎動脈和基底動脈被稱為腦後循環，內頸動脈就被稱為腦前循環。

發生在腦後循環血管狹窄所造成的腦梗塞，位置大多在腦幹和小腦，因此發生這個區域的中風就稱為腦後循環中風。

就所有腦中風而言，前循環中風比後循環中風的機會要來得多，比例大約是 3：1 到 4：1 之間。不過，前循環中風主要不是以暈眩來表現，我們不花太多篇幅來討論。後循環中風會直接影響腦幹或小腦的功能，很高的機率會造成急性暈眩，所以有候我們又把它稱做血管性眩暈。

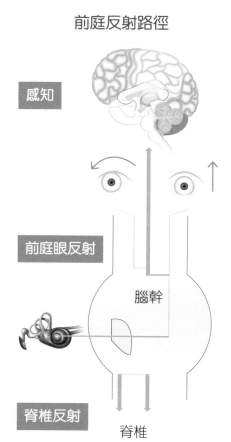

前庭反射路徑

感知

前庭眼反射

腦幹

脊椎反射

脊椎

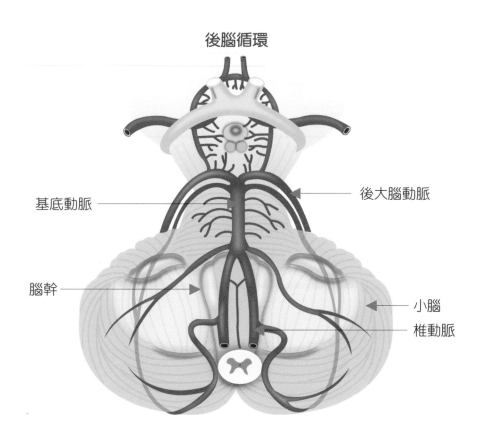

後腦循環

基底動脈

後大腦動脈

腦幹

小腦

椎動脈

對大部分讀者來說，複雜的神經解剖學，不見得立刻就能理解。但總而言之，大致的邏輯是（由果到因）：急性中樞性眩暈 → 腦幹或小腦病灶 ；後腦循環中風 → 椎動脈或基底動脈狹窄。

我們在此簡單討論腦中風發生的機轉，建議讀者可以參考原水出版《腦中風復健照護全書》（陳適卿◎總策劃），進一步了解詳細的資訊。

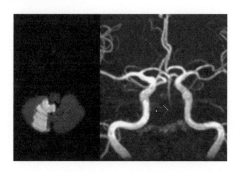

左右手血壓值相差 20 毫米汞柱以上的陣發性頭暈，有可能是鎖骨下動脈狹窄？

　　75 歲 T 女士有高血壓與糖尿病多年，定期在醫院追蹤，使用口服藥物控制，一直很穩定。最近幾個月來，她發現偶爾會有頭暈的問題，因此來眩暈門診就醫。

　　她的症狀並不是那種天旋地轉、會反胃想吐的暈。照 T 女士自己的描述，發作起來就是感覺站不穩，需要找張椅子坐下，或是躺下休息才會舒服。這個症狀最容易發生在她上完超級市場，提著購物袋走回家的路上。問 T 女士是不是眼前一黑、覺得要快昏倒呢？她回答：「好像是、又好像不是。」

　　起先，T 女士和家人都猜想，可能是血糖高低不穩定、或是血壓高的緣故。不過，好幾次症狀發作時，她的血糖和血壓測量起來，都沒有多大的異常。

　　而最近，症狀發作越來越頻繁，差不多每一兩天就覺得不對勁，只要從床躺著起身稍微快一點，人就有點坐不穩。而且，家事做得久一點，也感覺很疲累。另外，T 女士還特別提到，她量血壓都固定量右手，因為左手老是量不準。

★ 診斷

　　T 女士的頭暈症狀最可能的原因，是**鎖骨下動脈狹窄**，引起**椎動脈竊血及腦後循環灌流不足**。

　　鎖骨下動脈的位置在鎖骨的下方，左右各有一條，主要功能是提供左右手的血液供給。

如同人體任何一條動脈一般，這對血管也有產生狹窄的可能性。萬一鎖骨下動脈產生明顯狹窄，供給手部的血流量就會下降，造成的影響包括：手部溫度較低、手容易無力、**血壓較低及脈博較弱**。有意思的一點是，鎖骨下動脈狹窄並不常左右兩側對稱發生。

根據研究統計，左側動脈狹窄較為常見，大約是右側狹窄機會的四倍左右。而發生鎖骨下動脈狹窄主要的原因是動脈硬化，其次是血管炎。

鎖骨下動脈狹窄
造成腦後循環灌流不足

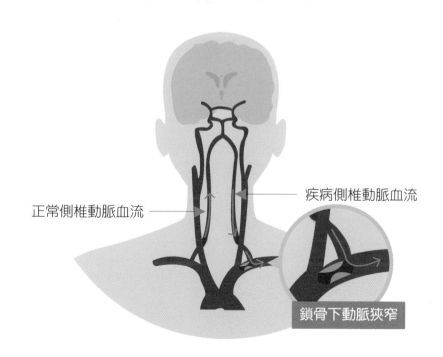

正常側椎動脈血流

疾病側椎動脈血流

鎖骨下動脈狹窄

主動脈從心臟延伸出來之後，會一路分枝成許多大型、中型、小型動脈，直到最後成為微血管散佈在全身組織。當然，鎖骨下動脈也不例外。在鎖骨下動脈很接近頸部根部的位置，有一條很重要的動脈分枝，一路順著頸椎向上延伸進入腦部，這就是我們前一節所提到的椎動脈。

左側鎖骨下動脈分枝出左側椎動脈，右側鎖骨下動脈分枝出右側椎動脈。兩條椎動脈一起進入腦部，匯集成一條非常重要的大動脈——**基底動脈**。因此，我們說**兩條椎動脈是腦後循環的源頭**，真是一點也沒錯。

如果鎖骨下動脈產生明顯狹窄，除了手部供血不足之外，供給同一側椎動脈的血流也會不夠，造成腦後循環灌流不足。而當鎖骨下動脈（*常常是左側*）的狹窄嚴重到相當程度時，這一條椎動脈（*也是左側*）甚至會產生完全逆流的情形，血液反而由腦部流向手臂方向。

這條椎動脈不僅不能供血給腦部，反而竊取另一側椎動脈，或是基底動脈的血流，這就是所謂的**竊血現象**。**竊血現象所造成的影響，就是腦後循環供血不足，所以患者很容易頭暈**。當這一隻手需要特別出力的時候，竊血現象就會更嚴重，頭暈的症狀也更明顯。

鎖骨下動脈狹窄的影響，不僅僅是頭暈而已，我們更擔心的部分是，竊血現象造成的腦後循環灌流不足，可能惡化成為小腦或腦

幹缺血性中風，造成嚴重不可逆的中樞神經損害，不容輕忽。

我們何時需要懷疑自己有鎖骨下動脈狹窄的問題呢？方法非常簡單，每個人在家裡都能自己做。大部分人在測量血壓時，大概都是隨機地把其中一隻手臂伸進血壓計吧！現在試試**分別測量左、右手的血壓，如果一側手臂血壓的收縮壓值比另外一側低 20 毫米汞柱以上，就需要考慮可能有鎖骨下動脈狹窄問題**。可以多次測量，看看這樣的血壓差距是不是持續存在，能夠讓準確度更高喔。

以 T 女士提供的經驗為例，她發現和右手比較起來，左手的血壓總是量不準，這就是一個重要的線索。這一側手臂血管狹窄和血流不足，造成血壓測量值總是異常的低，看起來很不尋常。如果能提早把這個發現，提供給醫師參考，頭暈的原因說不定能更快被確定呢！

★ 治療

使用**腦血管超音波**檢查，就可以檢查出是否有椎動脈逆流的狀況。椎動脈逆流現象即代表鎖骨下動脈狹窄合併的竊血現象，會造成基底動脈灌流不足。這些血流異常狀況，會因為左手出力而明顯加重。

在進一步血管**攝影**檢查中，可確定鎖骨下動脈狹窄的範圍及程度。若程度嚴重的話，則需要安排住院，進行放置血管內支架的手術，以改善血流。案例中的 T 女士在血管內支架成功放置後，左手循環明顯進步、不再那麼容易累，兩手血壓也沒有太明顯的差異。更重要的是，暈的問題非常顯著的改善，腦中風發生的機會也減低了。

**合併持續後腦勺頭痛及平衡失調的頭暈，
可能是腫瘤？**

35 歲上班族 L 小姐來到眩暈門診的主要原因，是因為半年多來持續的頭暈和頭痛。雖然過去偶爾會頭痛，但大多是因為感冒、壓力大或是熬夜，休息一、兩天就會好了。不過這半年多來的症狀，和以前的狀況很不一樣。

現在不舒服的感覺雖然不能說很嚴重，但幾乎是天天都不對勁。她的頭暈不會天旋地轉，但會稍微干擾到走路的穩定度，有時覺得走起路來好像喝醉的人走路一樣。

另一個困擾是頭痛，這個症狀對 L 小姐來說，也很難精確地敘述出來。總之，覺得在後頭部有悶痛感，不像是從頭外面按壓得到的壓痛感，而且即使睡一覺起來，似乎也不能有效改善症狀。

醫師在身體檢查中發現，L 小姐有不正常的眼振顫、及眼球運動的不協調性。同時在站立和步態檢查中，也發現她有失衡現象。因此，高度懷疑 L 小姐的症狀，可能原因是小腦腫瘤。

醫師幫 L 小姐安排的頭部電腦斷層掃描結果顯示，左側小腦有一個直徑兩公分大小左右的腫瘤，造成局部的腦腫脹，而且輕微壓迫腦幹。除此之外，L 小姐整體沒其他健康上的問題。

外科醫師安排開刀後，L 小姐恢復良好。不僅原本症狀獲得改善，也避免腫瘤持續長大可能造成的其他神經功能損傷。幸運的是腫瘤的病理切片結果是良性的，切除範圍也很適當，不必接受放射線治療，但還需要定期回診追蹤。

腫瘤位居國人十大死因第一位，已經連續超過 30 年以上。雖然腦部算不上是國人腫瘤好發位置的前幾名，但臨床經驗的確告訴我們，因為擔心是腦部腫瘤造成頭痛、頭暈，因此接受全身健康檢查的民眾，歷年來可以說是有增無減。

的確，腦部腫瘤，不論是良性或是惡性，都可能是頭暈或頭痛的其中一個原因。腦部腫瘤對患者的影響，不僅在於對中樞神經系統造成功能上的損害，大部分腫瘤都無法使用藥物或是保守方式治療，必須考慮手術治療。

一旦談到手術治療腦部腫瘤，大家的第一個念頭不外是：手術成功率高低、腫瘤會不會復發、中樞神經後遺症等等疑問。因此，擔心有腦部腫瘤的想法，真的是許多民眾長期的困擾。

雖然在所有頭暈與頭痛的病患數和成因中，腦部腫瘤的機率算是比較低的。但由於是許多讀者會格外關心的話題，我們也在此提醒大家，哪些症狀需要特別留意，避免過度且不必要的擔心，也避免輕忽造成病情拖延。

和頭暈或是平衡異常有關的腫瘤，主要是後顱窩的腫瘤。這個位置的腫瘤會影響小腦、前庭神經以及腦幹功能，因此會感覺頭暈和平衡感下降。

由於腫瘤大多對神經系統的影響，是持續且漸進性的，所以引起的**頭暈或平衡異常症狀，也呈現漸進式**。症狀大部分不是天

危險性眩暈 **7**

167

旋地轉，坐著時通常不會怎麼覺得暈。**走路時，則會呈現不平衡現象**，走稍快一點時，就有可能走不直，會偏向一側，與喝醉的人走路有點相像。

從這裡大家可以了解：**突發性天旋地轉劇烈頭暈、或是陣發性眩暈等形式，都不是腫瘤引發頭暈的形式。**

　　後顱窩腫瘤的另外一個重要症狀是頭痛。由於後顱窩空間較小，常常腫瘤不太大時，就會擠壓正常組織，造成頭痛。頭痛位置常位於頭後枕部、或是靠近後頸的位置。

　　一般來說，症狀是持續性的，但是某些或動作可能使得頭痛程度增加，比如說：咳嗽、運動、搬重物等。腫瘤較大時，則有可能造成正常腦脊液循環受阻，造成大腦腦室水腫，頭痛也會延伸到整個頭部。

　　除上述提及的漸進性頭暈、平衡障礙及頭痛外，還需要特別留意合併**漸進性單側聽力下降的平衡障礙**，因為這樣的症狀有可能是前庭神經鞘瘤所引起。

　　前庭神經鞘瘤（或稱聽神經瘤）是緩慢生長的良性腫瘤，由包覆前庭神經的髓鞘細胞增生而成。腫瘤最容易發生的位置在內耳道，影響內耳道內重要的腦神經——前庭神經、聽神經和顏面神經——的正常功能。

　　腫瘤如果增大，可能同時影響小腦——橋腦角部位，造成三叉神經、小腦和橋腦的功能障礙。根據統計，**前庭神經鞘瘤最常出現症狀是單側聽力下降、其次是單側耳鳴。**因此，如果出現持

續性平衡障礙、漸進性單側聽力下降和單側耳鳴，就應該考慮是這個問題，建議請醫師進一步評估。若是進一步合併同一側顏面感覺下降或是顏面肌肉乏力，更不能夠拖延。

後顱窩腫瘤類型很多，有的位置在腦結構內部（如本節 L 小姐例子），有的位置在腦結構外部（如前庭神經鞘瘤）。有的是良性、生長緩慢（如本節 L 小姐例子及大部分前庭神經鞘瘤），有的是惡性、生長快速。有的是原發性（如前庭神經鞘瘤），有的是次發性（從身體他處惡性腫瘤轉移到腦部的）。

後顱窩腫瘤的臨床表現，不論是上述的哪種類型，大致的表現都是漸進性頭暈、平衡障礙及頭痛。因為本書主題和篇幅限制的緣故，後顱窩腫瘤的細節，就不在此深入介紹。希望進一步瞭解的讀者，建議可諮詢神經科或神經外科醫師。

★ 治療

目前腦部腫瘤的治療，以手術開刀為主。目標是能夠完全將腫瘤切除，並盡可能保留中樞神經的功能。但針對各種不同狀況的腫瘤，有時候會選擇侵入性較低的加馬刀或電腦刀放射手術進行治療。

比如我們前幾段提到的前庭神經鞘瘤，大部分對於加馬刀放射手術治療的效果很好，許多患者並不需要進行腦部開刀。選擇合適的腫瘤治療方式，需要考慮的因素非常多，超過本章節討論的範疇。如果有實際需求，請務必和專門的醫師進一步討論。

前庭復健運動不能少——

這樣做前庭運動，可以防暈止眩

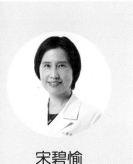

宋碧愉
醫師

// 學經歷 //
復健科專科醫師
成大物理治療學
系
高醫學士後醫學
系醫學士
彰化基督教醫院
復健科總醫師
美國約翰霍普金
斯大學公衛研究
所進修

// 現任 //
台中慈濟醫院復
健科主治醫師兼
急性後期照護病
房主任

1 為何做
前庭復健運動
可以防暈止眩？

◆ 了解前庭系統的運作與修復

　　人類之所以知道身體的位置及速度，依靠的是前庭系統。但前庭系統又是靠哪些資訊來整合出身體的位置及速度呢？龐大的資訊來源包括內耳訊號、視覺訊號及身體肌肉和關節傳達的本體感覺。

　　這些複雜的訊息透過小腦及前庭核複合體共同解讀之後，再根據這些資訊做相關的反應，以達成所謂的「平衡」。

　　人體的中央前庭系統要輸出資訊給眼睛及身體時，是透過三個不同的反射，包括前庭眼反射（vestibulo-ocular reflex）、前庭頸反射（vestibulo-colic reflex）、前庭脊髓反射（vestibulo-spinal reflex）。

接下來簡單說明一下三種反射的機轉：

前庭眼反射	主要用來產生相對應的眼球運動，以維持頭部運動時清晰的視覺。
前庭頸反射	主要作用於頸部肌肉用來穩定頭部位置。
前庭脊髓反射	主要作用於身體肌肉用以維持頭部及姿勢的穩定。

最常見的前庭功能問題是什麼？舉個容易理解的例子——「暈車」。

我們的前庭系統中發生了什麼樣的情況才會導致暈車？一般認為是因為視覺輸入訊息及前庭資訊的輸入在大腦解讀時發生了衝突，或者是實際和預期的感覺輸入不相同導致。

舉例來說，最常造成暈車的原因是坐車時讀書引起。 在坐車時，我們的前庭系統及本體感覺告訴大腦「目前正在行進中」，然而靜態的讀書讓視覺輸入大腦「目前是靜止不動的」訊息。

這兩者的衝突，就造成了暈車的症狀。

Q1 為什麼當我們出現天旋地轉，以及走路不穩等前庭功能喪失的症狀之後，需要前庭復健的幫忙以期恢復原來的平衡呢？

對人類而言，空間的位置及直立行走是非常重要的功能。雖然因為前庭功能的喪失，會暫時性的出現天旋地轉及走路不穩，可是我們的前庭輸入訊息有很多樣，因此可以透過神經的可塑性及替換其他感官的輸入，藉以「解決」前庭不平衡的問題。根據研究，只要有足夠的時間，前庭功能喪失的患者能夠恢復至少50％的平衡功能。

前庭系統的修復有其局限性。為什麼呢？簡單說明一下，如果是中樞系統造成的前庭病變，修復的程度就相當有限。舉個例子來說，中樞前庭系統就像汽車維修廠，而周邊前庭系統就像車子。倘若車子壞了，汽車維修廠還可修理，倘若連汽車維修廠都壞了，則問題就嚴重多了。

回到人體，小腦及腦幹就像是汽車維修廠，而其他部位就像車子。如果小腦及腦幹受損，則患者的眼振可以持續數週以上。如果不是，則小腦及腦幹可以修復周邊病變造成的眼振（或稱眼震、眼球震顫）。

前庭系統是一個很複雜的控制系統，這個系統**可以準確處理頭部快速運動及姿勢變化的輸入**，這樣的功能對於生存來說非常重要。然而這個系統中，最強大又最脆弱的一環就是小腦及腦幹。**小腦及腦幹有相當出色的周邊平衡修補能力**，反過來說，如

果這兩個部位損壞，則進一步的修復將非常困難，因此功能就會有明顯的損失。

◆ 前庭系統：控制姿勢最重要的一環

所謂的姿勢控制，就是指在雙腳站立的小小範圍內維持直立的姿勢。作為感受重力及頭部加速度的感知器，前庭系統是人體系統中控制姿勢最重要的一環。前庭系統本身不但是感覺系統，也是運動輸出系統。

作為感覺系統，**前庭系統整合了前庭訊息、本體感覺訊息及視覺訊息**，透過這些資訊，我們的大腦可以知道整個身體及周圍環境的相關位置及運動速度。作為運動輸出系統，**前庭系統透過運動神經傳導路徑以控制眼睛、頭部及軀幹的方向並協調姿勢運動**，讓我們可以在移動的情形下維持清晰的視覺及身體的平衡。

◆ 前庭系統 4 大功能

★ 前庭系統在感知身體位置及自我運動的作用

前庭系統能夠提供頭部運動及相對於重力的其他慣性力，例如，行駛中車輛的慣性力。透過來自「前庭系統的重力感應訊息」及來自「本體感覺系統的訊息」，兩相結合後可用來感知身體的位置及方向。

前庭系統也可以提供頭部位置及運動訊息。不管在安靜時的自然身體搖擺動作或者是行走跑步動作時，最大的頭部運動都是發生在前後及左右兩個平面中，因此內耳的垂直半規管及耳石，對姿勢控制最為重要。

　　不過，當發生**水平頭部運動**時，例如：搖頭說「不」時，穩定的視覺對於空間定向和平衡就彰顯出它的重要性，此時水平半規管對於視覺穩定度有巨大的影響，同時它也有助於姿勢的維持。如果是在**旋轉運動**下，耳石器官就扮演了重要的角色，**透過耳石提供的訊息，中樞神經系統可以確定頭部和軀幹相對於垂直重力的相關位置**。

　　不過，如果只有前庭器官的訊息輸入，我們的中樞神經系統是無法知道頭部與軀幹的位置及運動訊息。**前庭訊息必須結合本體感覺訊息及視覺訊息，才能夠確切得知身體環境的相對位置及運動**。

★　在不同的環境中，透過不同感官將身體軀幹維持直立方向的作用

　　人類在姿勢控制中將身體軀幹維持直立是很重要的目標，在這樣的情況下，我們身體重力線會落在腳支撐平面的上方。當我們要維持身體直立時，檢測重力方向的前庭系統即扮演非常重要的角色。

　　當出現**單側前庭病變**時，會導致頭部及身體傾向於病變側。隨著時間的流逝（通常是幾週後），不對稱的姿勢將逐漸減少，甚至完全觀察不到，這樣的現象被認為與前庭代償有關。倘若出現**雙側前庭病變**，則大多數患者會出現頭部前傾的狀況，這時候最常見的問題反而變成頸部肌肉的緊繃與疼痛，而不是身體傾斜。

★ 不論在動態下或靜態中，前庭系統維持人體重心位置的作用

前庭訊息及其他感覺系統輸入訊息後，到底怎麼使用來做身體姿勢的定向呢？在正常的情況下（有穩定的支撐表面及充足的光線），來自前庭、視覺及本體感覺的訊息，皆會被中樞神經接受且接受的比重一致。

但是若狀況出現變化，譬如支撐地面不穩定或光線不良，則三種訊息（前庭、視覺及本體感覺）所採納的比重就會出現改變。當出現前庭病變時，中樞神經系統會傾向依賴視覺及本體感覺訊息的輸入。雖然在急性期，因為前庭功能不良，容易出現不平衡或跌倒的情況，大約一個月後，透過代償及適應，單側前庭損傷患者可能恢復正常的身體定向感，而雙側前庭損傷患者也會有一定的進步。

此外，這些患者也有機會透過聽覺提示，或者是其他的感覺回饋（例如拿拐杖等），甚至是自發的姿態運動學習，去改善本身的姿勢控制。

根據研究顯示，前庭系統發出的訊號可以發揮許多不同的作用，包括穩定空間中的頭部及軀幹，調整姿勢，同時也可以在不同的環境條件下選擇合適的反應姿勢。譬如當身體不平衡時，我們可以利用腳踝的活動來幫助我們維持平衡，也可以利用髖關節的彎曲來維持平衡。這樣的策略選擇應用也是透過前庭系統的訊號來調控。

★ 在姿勢運動中穩定頭部的作用

頭部的位置是在人體旋轉軸的上方，因此身體有任何運動都會導致頭部移動或轉動。假若頭部運動的範圍超過了前庭眼反射可以穩定的情況，此時就會出現視力模糊。因此頭部運動有可能會導致輸入中樞神經系統的訊息混亂，為避免訊息過於複雜，人體會傾向於穩定頭部，讓頭部呈現相對穩定的位置。

◆ 解暈緩暈，前庭復健之必要

接下來，我們來談一談，前庭復健為什麼可以產生作用？

前庭發生問題時，有可能是單側或雙側。**發生前庭功能喪失的原因，包括創傷、疾病、手術、藥物等**。單側及雙側前庭功能不良的患者經歷的症狀大同小異，可是復原情況略有不同。

如果前庭系統發生問題，就會有「前庭代償」現象出現。什麼是「前庭代償」？**健康個體在前庭功能損傷後，會出現一系列的症狀，包括天旋地轉、頭暈、噁心、眼球震顫、身體傾倒向有問題一邊、走路不穩、身體的定向感喪失、運動知覺的解讀錯誤**等等。剛開始的幾天，患者通常被症狀折磨地非常痛苦，幾天後症狀會逐漸改善。

對大多數的患者來說，這些症狀會在幾週至一個月，或是更長的時間後慢慢改善，之後可以順利地恢復到發病前的生活。雖然大多數的人會由症狀中恢復，然而在理學檢查中仍然可以清楚地發現前庭功能的喪失。這種症狀上的改善就是所謂的前庭代償作用。

到底患者的前庭系統是如何達到這樣的代償作用？

為什麼這些症狀可以得到改善？

哪些人可以得到比較好的代償作用？

這些問題的答案都跟前庭系統的神經作用有非常大的關係。**代償作用可能來自於中樞神經系統的活動性改變**，亦即前庭系統的神經運作模式，隨著時間產生了不同的變化。

科學家觀察到主要變化在於腦幹中線兩旁前庭神經核的神經活動。**在前庭代償的過程中，可以發現兩個前庭神經核的活動模式逐漸「復原」到接近正常的情況，在這樣的動態調整下，症狀會逐步消失。**

其中科學家發現前庭核的反應受到許多不同系統輸入訊息的調整，這些輸入系統包括視覺、本體感覺、小腦的訊息等，透過輸入訊息的調整，前庭代償作用就此發生。當然前庭功能的恢復也有可能來自於內耳的前庭損傷復原，在此我們不做相關的討論。

哪些人會出現前庭代償功能不佳呢？截至目前為止，並沒有很詳盡的研究數據告訴我們──代償好壞在前庭系統檢查數據上有哪些差異？應該如何去預測患者前庭代償的能力？不過，我們知道代償能力較差的患者，之後會逐漸出現慢性前庭功能不全的症狀，症狀包括暈眩感、眼球震顫及步態不穩（特別在不穩定不平整的表面活動時視覺又同時受到限制，走路會更不穩，容易跌倒）。目前僅知有些情況出現後會導致較差的前庭代償，包括手術後出現併發症，或在前庭功能恢復初期發生一些事件，因此阻礙了代償的進行。

另外，要提到的是心理因素的影響。科學家們都同意心理因素在前庭代償中扮演很重要的角色，然而心理因素究竟怎麼影響前庭代償，其運作的機轉尚不明確。

◆ 前庭復健運動的機制

在第二次世界大戰期間，兩名英國醫師觀察到因頭部受傷導致身體平衡失調的士兵，若在疾病早期就開始離開病床活動復健，他們的復原情況會比躺在床上休息的士兵好。同時在許多年前，科學家就開始建議患者進行一系列的運動，以協助治療前庭疾病患者的恢復。

基本上，經過了這麼多年，前庭復健運動的角色已經很明確。不過前文有提到，前庭功能喪失的部分並不會恢復，在這樣的情形下，為什麼病人執行前庭復健運動會有助於前庭代償，亦即有助於防止暈眩的發生呢？

透過前庭復健運動，可以學會許多技巧，去替代前庭功能的缺陷。主要可分為三種機轉：**適應**、**替代**、**習慣化**。

★ 適應

適應主要是透過前庭眼反射的神經活動調節。在生理上來說，前庭眼反射可以將視覺目標穩定在眼球的中央凹上，讓我們可以看清楚。前庭眼反射有相當好的可塑性，因為一般的老化及某些疾病皆會造成前庭功能的下降，此時前庭眼反射優秀的適應性就可以解決這些問題。

倘若前庭眼反射功能不良就會出現頭部轉動時視覺模糊及走路不穩，同時也會出現不太敢移動頭部的狀況。此時身體就會有相對應的措施，那就是減少頭部旋轉。那這時又該如何代償呢？代償機制包括：**跳視**^(註1)能力的修正或替代、前庭到頸部反射的增加、中樞神經預先安排眼球運動的使用及增強**平滑追視**^(註2)能力。

什麼是跳視能力的修正或替代？簡單說就是補償性跳視。這是指當前庭眼反射不足時，眼球會利用跳視去協助讓眼睛可以看得清晰不會模糊。

前庭眼反射作用時，需要兩項感覺刺激，包括視覺及頭部運動。當我們要增強前庭眼反射功能時，無論是透過短期（短於 1 小時）或長期（大於 1 天）的刺激皆有效果。這可當作前庭復健的強度設定參考。

此外，還有一件事情非常重要，就是光線的刺激。根據研究，必須在有光線的情況下，遭受到破壞的前庭眼反射，才能進行恢復，進而改善不平衡的情況。透過前庭眼反射的訓練就可以加強頭眼協調代償。

（註 1） **跳視**：眼睛在不同凝視點之間的迅速地移動，屬於最普遍的移動方式，而且被認為是最快速的眼球運動。

（註 2） **平滑追視**：為了追蹤某個正在移動物體的眼球運動。

★ 替代

替代是由中樞神經系統調節不同替代機制，包括感官替代、行為替代、認知替代。

感官替代	是指利用不同的感官去取代原先的平衡策略。例如，原先依賴前庭功能維持平衡的人，在前庭功能喪失後，可能會改變為依賴其他感官維持平衡的平衡策略。前面有提到，平衡可以來自於三個系統的介入，包括前庭系統、視覺系統及本體感覺系統。若您喪失了前庭系統，又調整成「非視覺依賴平衡」，此時本體感覺系統在維持平衡上就占很大部分比重。
行為替代	包括避免策略、隱蔽掃視及眨眼反射增加。避免策略一般發生在前庭功能喪失的早期，指盡量把身體固定在不會暈的姿勢中，這樣的方式會限制患者學習到新的頭眼協調策略，這個問題透過前庭復健運動就可以避免。隱蔽掃視，亦即利用跳視來修正視覺。眨眼反射增加，可以降低眼振（或稱眼震、眼球震顫）的感覺。
認知替代	指患者對於運動的預期。簡單的說，患者透過身體各部分的運動及調整來預期頭部運動或旋轉的情形。

★ 習慣化

習慣化是指讓患者反覆進行會引起暈眩的動作，或是反覆接受會引起暈眩的感官刺激，以達到逐漸習慣、降低暈感。如利用重複的旋轉動作可以降低頭部身體移動時的暈感。重複旋轉的光刺激訓練可以降低視覺刺激引起的視性眩暈。

現在的科學證據還不清楚哪一種機制是最重要的，不過每種方式對於代償前庭功能都有一定的幫助。所以在復健運動上設計時都會加以運用，以期待能恢復最好的功能。

◆ 視覺依賴和視性眩暈

前面提到，當前庭功能受損時，中樞神經系統會進行「感官替代」，將原本使用前庭系統維持平衡的部分，改變為倚靠視覺和體感覺系統來維持平衡。會倚靠哪種感官較多？會因不同人、不同狀態而異，這稱為「感官比重」（sensory weighting)。這其中，有不少人會自然將比重放較多在視覺系統上面，因為視覺是維持平衡相當方便的訊息，然而，視覺也是較不可靠、容易受外在環境影響的訊息。

如果在感官替代的過程中，過度依賴視覺維持平衡，就稱為「視覺依賴」(visual dependence)。視覺依賴的人，會在視覺複雜、或視覺移動頻繁的環境中，特別容易頭暈。如在超級市場、大賣場中，看到琳瑯滿目的物品；或者在十字路口，看到許多往來的人群和車輛；甚至是看畫面過度搖晃的影片，都有可能誘發頭暈。此種頭暈現象就是「視性眩暈」（visual vertigo)。

視性眩暈，甚至會在前庭功能恢復之後，症狀仍舊持續，所以被認為是常見的慢性頭暈 — 持續性姿勢知覺性頭暈（簡稱 PPPD）形成的重要機制之一。至於為什麼會過度倚賴視覺維持平衡感？目前研究顯示，容易恐慌、焦慮的人，產生視覺依賴和慢性頭暈的比率特別高。另外，有偏頭痛體質的，對視覺刺激特別敏感，還有高齡者，可能因其他感官退化的關係，也比較容易有視覺依賴。

在前庭復健訓練中，加入視動刺激（optokinetic stimuli)，或虛擬實境的視覺刺激，會有助於達成「習慣化」，改善視性眩暈。

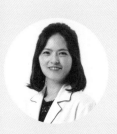

廖玫玲
物理治療師

// 學經歷 //
- 長庚大學物理治療學系
- 中國醫藥大學公共衛生學系碩士

// 現任 //
- 台中慈濟醫院復健科物理治療師（前庭復健治療資歷十五年）

2 前庭復健運動前的關鍵需知

本章節藉由圖片引導，詳實介紹前庭復健運動的執行方法。我們在此將前庭復健運動分為四類：

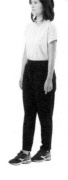

A 視覺穩定運動

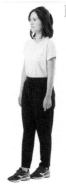

B 靜態平衡運動

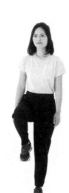

C-1、C-2 動態平衡運動

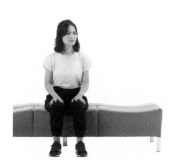

D 去敏感化運動

藉由以上的編號，用下列表格標示出前庭復健運動可以達成
的目標。

復健目標	適合運動
增加頭部移動之視覺穩定度	A 視覺穩定 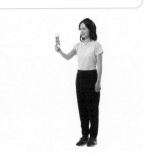
改善平衡表現	B 靜態平衡運動 C-1、C-2 動態平衡運動 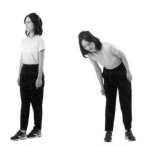
減輕頭暈的症狀	A、B、C-1、C-2、D 四種皆可 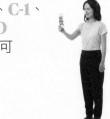 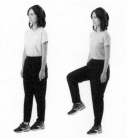 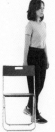
改善日常生活活動表現	A、B、C-1、C-2、D 四種皆可 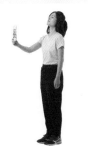 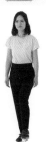

185

◆復健運動前，先伸展頸部肌肉

　　許多頭暈患者會因頭部的動作增加眩暈感，因此常常用盡量不要移動頭的方式來降低頭暈的感覺，但長時間下來，可能會導致頸部僵硬、痠痛的問題。建議在執行前庭運動前，應先進行簡易的頸部運動。

頸部暖身操 ❖
| 適應症 | 肩頸僵硬、痠痛 |
| 練習次數 | 重複做 3 次 |

小叮嚀
拉筋時動作慢，力量適中，以不引發劇烈疼痛為宜。

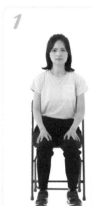

1 採坐姿，頭頸部保持收下巴姿勢。

停留 10 秒

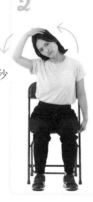

2 左手勾著座椅底部，右手將頭向右側彎，讓耳朵往右邊肩膀靠近。

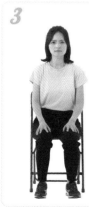

3 直到覺得頸部肌肉拉緊，停留在此姿勢 10 秒後，回復到動作 **1**。

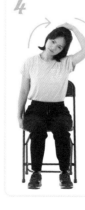

停留 10 秒

4 換右手勾著座椅底部，左手將頭向左側彎，讓耳朵往左邊肩膀靠近，同樣 10 秒後，回復到動作 **1**。

前庭運動 TIPS

　　最後再提醒各位讀者，前庭運動的動作需要做到一定的強度，如果這個運動對你來說很輕鬆，做了一點感覺都沒有，那效果可能會不太好。所以說，我們建議在做視覺穩定運動時，頭部轉動的速度要轉到看到字卡的字體有晃動感，效果最好；做平衡運動時，盡量挑選做起來會有一點不穩的運動來自我訓練效果比較好；去敏感化運動，則是越是會讓你暈的動作，越需要反覆練習去做，才會達到去敏感的效果。

◆ 前庭復健運動常見問題 Q&A

Q1 當動作引發的頭暈讓您無法忍受時，該如何調整難度？

> *1* 減少每個動作執行的次數或時間。

> *2* 降低頭部轉動的速度。

> *3* 延長每個動作之前的休息時間。

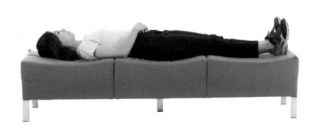

Q2 一天大概需要花多久時間做前庭運動？

急性與亞急性前庭失能患者：建議做視覺穩定運動至少 12 ～ 20 分鐘，再搭配 20 分鐘靜態平衡運動，以及動態平衡運動。

慢性前庭失能患者：建議視覺穩定運動 20 ～ 40 分鐘，搭配 20 分鐘靜態平衡運動，以及動態平衡運動。

如果一次做太久會暈，可以分次做，如一天做 3 ～ 5 次，每次做 10 分鐘就好。

Q3 如何預防運動時跌倒？

靜態的姿勢 → 建議在牆角進行練習。

走路訓練 → 建議靠近牆壁練習，若覺得身體不穩時，可以用手扶著牆面保持平衡。

漸進式增加動作難度 → 例如：張眼可以完成動作要求，再試著閉眼練習，閉眼動作建議需在有人監督下進行。

Q4 在本書中所提到的前庭復健動作，是否需要從頭至尾做一遍呢？

您可以參考書本後面提及各種暈症的前庭復健運動，來選擇合適的前庭復健動作。原則上，會引起頭暈或不穩的動作，通常更需要花時間來練習。臨床上，我們會先評估患者的狀況，再指導適合患者練習的前庭復健運動，並請患者每週回診一次，依據患者進步的情形，再調整運動的內容。

Q5 前庭復健運動要一直做到頭不暈為止嗎？

根據前庭復健運動指引的建議，如果患者出現以下 4 種的狀況，則會考慮停止前庭復健運動：

狀況 1
患者設定的復健目標已經達成。

狀況 2
頭暈或不穩的症狀已經緩解。

狀況 3
前庭與平衡功能測試正常。

狀況 4
進步的狀況已經達到平原期。

當患者有遇到以上任何一種狀況時，也可以進一步諮詢醫師或物理治療師，確認是否暫停前庭復健運動，或是需要進行運動項目的調整。

3 前庭復健運動，有效改善頭暈目眩

廖玟玲 物理治療師

　　在開始介紹前庭復健運動前，需先幫讀者做一個心理建設，可能在做前庭復健運動時，患者會疑惑，為什麼在做這些動作時，反而頭更暈或覺得更不穩，這樣的反應是正常的，因為前庭復健就是利用這些動作，讓腦部重新去進行各個感覺的統合，而要啟動這個感覺統合就可能會引發頭暈或不平衡的反應，但患者會發現，在做完這些運動一段時間後，再做同樣的動作反而不會暈或更穩了。

　　臨床上，我們會請患者記錄哪些動作最容易引發他們頭暈或不平衡的症狀，再透過這些記錄，設計適合的前庭復健運動，但是如果動作引發的頭暈讓患者無法忍受時，可以適當的進行難度的調整，避免患者因為太不舒服而排斥持續做復健，畢竟能夠持之以恆的進行訓練，也是前庭復健運動能有成效的主要原因。

　　在進行前庭復健運動時，建議患者可以記錄下每天做的動作、每個動作執行的次數跟時間，以及在做動作時頭暈的程度，例如：以 0 分到 10 分（視覺類比量表 Visual analogue scale）來記錄，0 分表示沒有頭暈，10 分表示無法耐受的頭暈，每個動作引起的頭暈強度以 3 到 4 分之間最合適。

利用運動日誌的方式，可以讓患者知道每天做前庭復健運動的時間是否有達到文章中建議的運動時間，例如：視覺穩定運動至少 20 分鐘，並搭配 20 分鐘靜態與動態平衡運動。

記錄每個動作執行時的頭暈的強度，也有助於患者了解自己進步的狀況，例如：同樣的動作雖然都會引起頭暈，但頭暈的強度從原本的 4 分變成 2 分，表示頭暈的症狀有減緩的趨勢。

已經有許多研究指出，前庭復健可以有效改善前庭失能患者的症狀，且不論年齡、性別等，都能藉由這套復健運動減緩頭暈、改善平衡、增進日常生活的活動表現。此外，如果能在發病早期就開始做前庭復健，效果更好！

◆A 視覺穩定運動

前庭功能異常時，會導致頭部移動時眼睛無法看清楚，或在頭部移動時會頭暈。建議執行視覺穩定運動來增加視覺穩定度，可以幫助在頭部轉動時，眼睛仍然可以看清楚目標物，並且有效改善頭部移動時的動暈現象。

▌適應症

- 頭部移動時眼睛無法看清楚。
- 看出去的景物會晃動（前庭眼球反射異常）。
- 頭部移動時會頭暈。
- 雙側前庭功能低下者需額外執行的「頭眼運動」。

▌運動注意事項

- 頭部轉動時，保持目標物（字卡上的字）能清晰看見，
  但字稍微晃動，效果最好。
- 每個動作執行時，盡可能持續 1〜2 分鐘後再休息，效果較好。
- 不要忘記眨眼休息。

  如果頸部覺得痠痛，可以先暫停動作。

  這些運動可能會更暈，可以將動作速度降低或是動作重複的次數
  降低。

- 動作難度調整的前提是，字卡稍微晃動但仍可辨識。

▌可參考以下的方式調整難度

- 眼　　睛：張眼 → 閉眼
- 頭部動作：〔方向〕上下、左右、斜向（斜 45 度）
  　　　　　〔幅度〕小 → 大
  　　　　　〔速度〕慢 → 快
- 目 標 物：近 → 遠、固定 → 移動、背景簡單 → 背景複雜
- 姿　　勢： → 坐著，手有支撐
  　　　　　 → 坐著，手沒有支撐
  　　　　　 → 站著，手有支撐
  　　　　　　（雙腳與肩同寬站立 → 雙腳合併站立）
  　　　　　 → 站著，手沒有支撐
  　　　　　　（雙腳與肩同寬站立 → 雙腳合併站立）
  　　　　　 → 走路

★ A 視覺穩定運動 1 ── 解說

1 我們內耳的前庭功能,除了掌管平衡以外,也維持我們動態視覺的穩定,讓我們在走路,跑步或轉身的時候,看出去的景物能夠清楚,不模糊。

所以當我們內耳前庭功能受損的時候,動態視覺穩定度就會不好。而這套視覺穩定運動,就是在鍛鍊這個部分。

2 視覺穩定運動是被科學家研究最仔細透徹的前庭運動。表面上做這個運動只是在穩定視覺,但研究指出,持續做視覺穩定運動,不但動態視力會改善,更重要的是,身體平衡感也會跟著進步,頭暈會減少。

為什麼會這樣呢?因為內耳前庭功能不好的人,做這個運動時,看到的東西會在眼睛的視網膜上產生晃動,這個晃動的訊號會傳到小腦,活化小腦促進平衡感的恢復!

3 所以視覺穩定運動,是前庭運動裡面,最基本但也是最重要的運動。

特別是前庭神經炎等單邊內耳神經有受損的朋友,或是二側內耳前庭機能都不好的朋友,這個運動一定要做,一次做 1 ～ 2 分鐘。

如果可以盡量持續做 1 分鐘以上效果最好,一天做 3 ～ 5 次。並且把它記錄起來,自己才會記得有沒有做,一天做幾次。

4 我會建議我的病人可以用鋼琴節拍器,或在手機上下載電子節拍器,頭跟著節拍器擺動,由慢到快,循序漸進。

但要注意調整速度的前提是,目標物稍微晃動但仍可辨識。

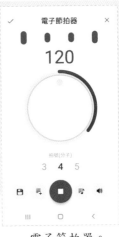

電子節拍器。

★ A 視覺穩定運動 *1*（基本運動）

左右轉 ❖
- ■ 初階動作　□ 進階動作
- 準備道具 字卡
- 練習時間 重複動作持續 1 至 2 分鐘

掃我 看影片

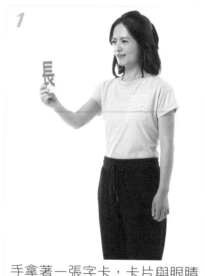

1

手拿著一張字卡，卡片與眼睛同高，與眼睛距離約一個手臂長（手臂可微彎）。

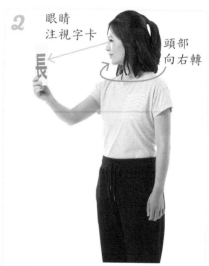

2

眼睛注視字卡　頭部向右轉

手固定不動，頭部向右轉。頭部轉動時，眼睛注視前面的字卡。

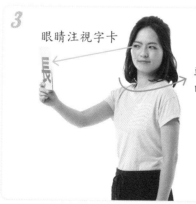

3

眼睛注視字卡　頭部向左轉

頭部向左轉。頭部轉動時，同樣保持眼睛注視著字卡。

上下轉 ❖

■ 初階動作　□ 進階動作

準備道具　字卡

練習時間　重複動作持續 1 至 2 分鐘

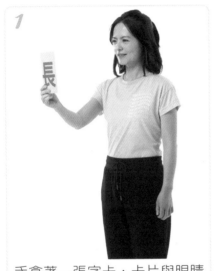

手拿著一張字卡，卡片與眼睛同高，與眼睛距離約一個手臂長（手臂可微彎）。

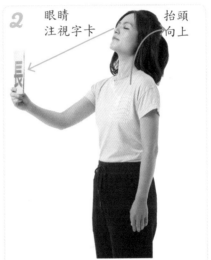

眼睛注視字卡　　抬頭向上

手固定不動，抬頭向上。頭部轉動時，眼睛注視前面的字卡。

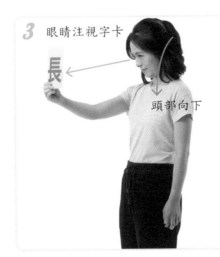

眼睛注視字卡

頭部向下

頭部向下。頭部轉動時，同樣保持眼睛注視著字卡。

★ A 視覺穩定運動 *2*（反向運動）

　　這個反向運動，可以說是基本運動的進階版，因為它可以在視網膜上製造出更大的晃動來活化小腦。但是它製造的晃動雖然比較大，卻因為目標物也在動，所以頭部轉動的速度沒辦法像基本運動那麼快！所以我覺得做到進階程度，可以做一個速度快的基本運動，搭配一個反向運動。

左右轉 ❖

□ 初階動作　　■ 進階動作

準備道具 字卡

練習時間 重複動作持續 1 至 2 分鐘

掃我 看影片

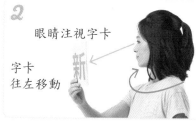

1 手拿著一張字卡，卡片與眼睛同高，與眼睛距離約一個手臂長（手臂可微彎）。

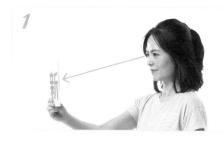

眼睛注視字卡

頭部向右轉

字卡往左移動

2 頭部向右轉，同時配合頭部轉動的方向，將字卡往左移動。頭部轉動時，保持眼睛注視著字卡。

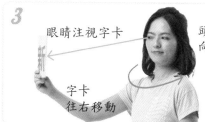

眼睛注視字卡

頭部向左轉

字卡往右移動

3 頭部向左轉，同時配合頭部轉動的方向，將字卡往右移動。頭動時，同樣保持眼睛注視著字卡。

上下轉 ❖

□ 初階動作　■ 進階動作

準備道具 字卡
練習時間 重複動作持續 1 至 2 分鐘

掃我 看影片

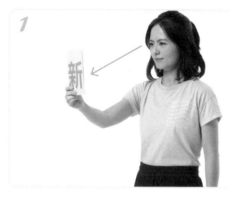

1

手拿著一張字卡，卡片與眼睛同高，與眼睛距離約一個手臂長（手臂可微彎）。

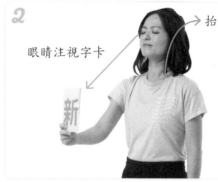

2

抬頭向上

眼睛注視字卡

抬頭向上，同時配合頭部轉動的方向，將字卡往下移動。頭動時，保持眼睛注視著字卡。

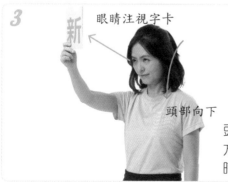

3

眼睛注視字卡

頭部向下

頭部向下，同時配合頭部轉動的方向，將字卡往上移動。頭動時，同樣保持眼睛注視著字卡。

★ A 視覺穩定運動 3（同向運動）

針對中樞前庭病變（如腦中風）的患者的加強運動

> 同向運動比較特別，它是運用在腦部病變引起頭暈的病人身上。這些人內耳前庭功能沒有受損，反而是腦部抑制內耳功能的部分壞了，內耳不受控，傳進來的訊號變得太強烈。所以同向運動，就是去鍛鍊腦部抑制內耳訊號的運動。

左右轉 ❖

☐ 初階動作　■ 進階動作

準備道具　字卡

練習時間　重複動作持續 1 至 2 分鐘

掃我 看影片

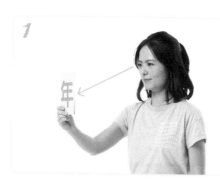

1

手拿著一張字卡，卡片與眼睛同高，與眼睛距離約一個手臂長（手臂可微彎）。

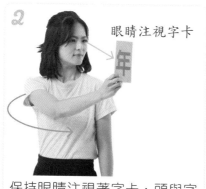

2 眼睛注視字卡

保持眼睛注視著字卡，頭與字卡一起向左轉。

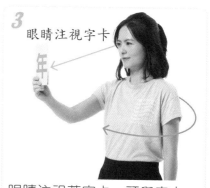

3 眼睛注視字卡

眼睛注視著字卡，頭與字卡一起向右轉。

上下轉 ❖
□ 初階動作　■ 進階動作
準備道具　字卡
練習時間　重複動作持續 1 至 2 分鐘

掃我看影片

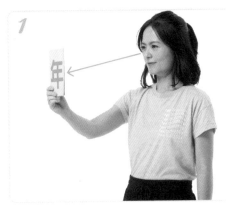

1

手拿著一張字卡，卡片與眼睛同高，與眼睛距離約一個手臂長（手臂可微彎）。

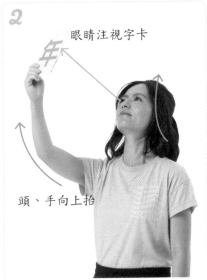

2

眼睛注視字卡

頭、手向上抬

抬頭向上，同時配合頭部轉動的方向，將字卡往上移動。頭動時，保持眼睛注視著字卡。

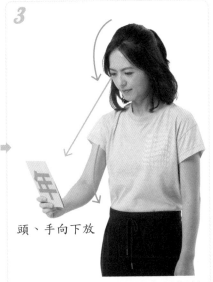

3

頭、手向下放

頭部向下轉，同時配合頭部轉動的方向，將字卡往下移動。頭動時，保持眼睛注視著字卡。

前庭復健運動，有效改善頭暈目眩 ❸

199

★ A 視覺穩定運動 *4*（頭眼運動）

針對雙側前庭功能低下的患者的加強運動

　　頭眼運動特別適合二側內耳前庭功能都受損的人。因為這些人在轉頭左右看的時候，影像會晃得特別厲害。頭眼運動就是讓頭和眼睛都轉動的時候，視覺能保持穩定，進而改善生活品質。

左右轉 ❖

□ 初階動作　■ 進階動作

準備道具	二張字卡 （一張寫〔你〕字，一張寫〔我〕字）
練習時間	持續眼睛先看，頭再轉的動作 1 至 2 分鐘

掃我 看影片

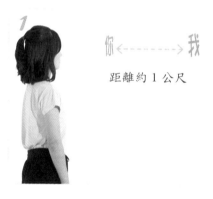

你 ←- - - - - -→ 我

距離約 1 公尺

將兩張各印有一個字的卡片（例如：〔你〕與〔我〕）貼在牆上，高度約與眼睛同高，兩張字卡距約 1 公尺（頭部轉動到面向字卡時，可用餘光瞄到另一個字卡）。

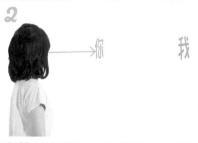

在離前方牆約 3 公尺處，眼睛先看向〔你〕字卡，之後頭部轉動到面向〔你〕字卡。

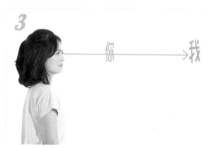

接下來，頭先保持不動，眼睛看向〔我〕字卡，再將頭部轉動到面向〔我〕字卡。

上下轉 ❖

□ 初階動作　■ 進階動作

準備道具　二張字卡
　　　　　（一張寫〔你〕字，一張寫〔我〕字）

練習時間　持續眼睛先看，頭再轉的動作 1 至 2 分鐘

掃我 看影片

1

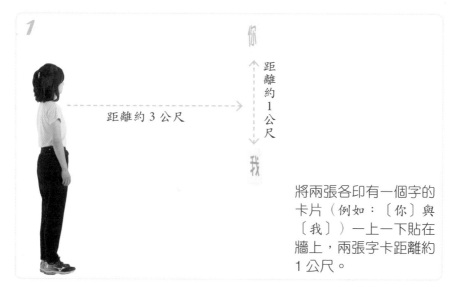

你

距離約 3 公尺

距離約 1 公尺

我

將兩張各印有一個字的卡片（例如：〔你〕與〔我〕）一上一下貼在牆上，兩張字卡距離約 1 公尺。

2

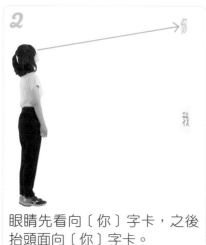

你

我

眼睛先看向〔你〕字卡，之後抬頭面向〔你〕字卡。

3

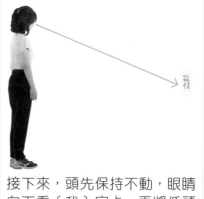

你

我

接下來，頭先保持不動，眼睛向下看〔我〕字卡，再將低頭面向〔我〕字卡。

★ A 視覺穩定運動 5（視動運動）

針對視性眩暈的患者的加強運動

　　有的人特別依賴視覺來維持平衡感，這些人進到景物在移動的環境裡，會搞不清楚是景物在動還是自己在動，產生頭暈、站不穩的情形。視動運動可以特別用來治療這種視性眩暈的現象。

左右轉 ❖

□ 初階動作　　■ 進階動作

掃我看影片

| 準備道具 | 一條彩色條紋的毛巾（15×45），建議條紋間隔 3 公分 |
| 練習時間 | 動作持續 1 至 2 分鐘 |

1

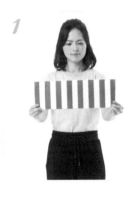

兩手著一條印有彩色條紋的毛巾兩端，置於與眼睛同高，且距離眼睛約一個手臂長。

2

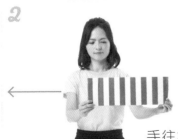 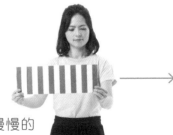

手往右（左）慢慢的移動毛巾，但此時需保持眼睛注視著兩手之間新出現的條紋。

上下轉 ❖

□ 初階動作　■ 進階動作

準備道具	一條彩色條紋的毛巾（15×45），建議條紋間隔 3 公分
練習時間	動作持續 1 至 2 分鐘

掃我看影片

1

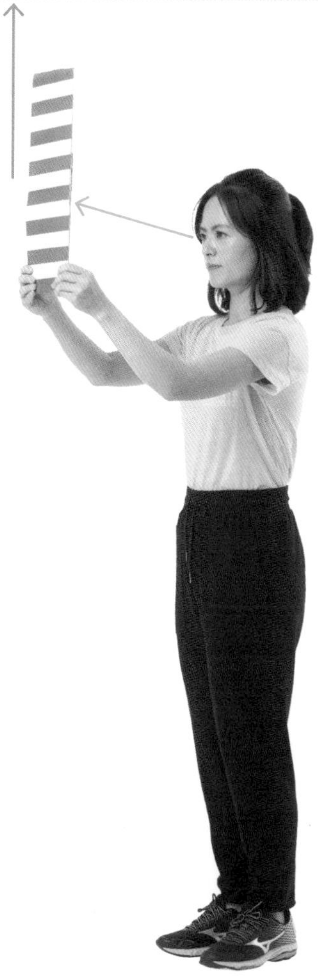

手往上慢慢的移動毛巾，但此時需保持眼睛注視著前方新出現的條紋。

2

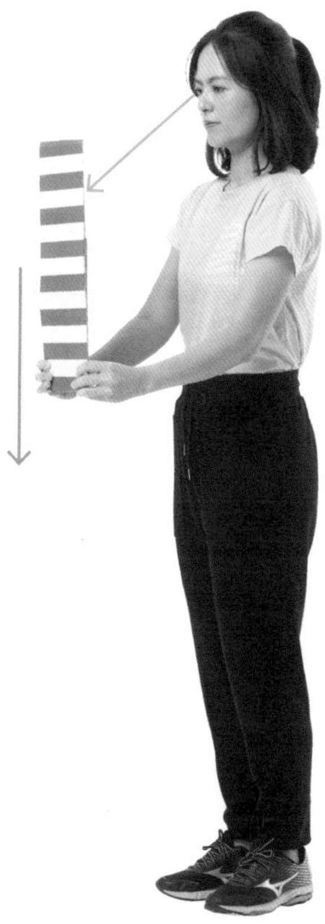

手往下慢慢的移動毛巾，但此時需保持眼睛注視著前方新出現的條紋。

★ A 視覺穩定運動 6 （想像運動）

左右轉 ❖

□ 初階動作　■ 進階動作

準備道具　字卡

練習時間　重複動作持續 1 至 2 分鐘

掃我看影片

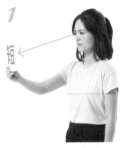
1

手拿著一張字卡，卡片與眼睛同高，與眼睛距離約一個手臂長（手臂可微彎）。

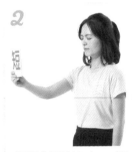
2

將眼睛閉起來，想像眼睛仍然注視著卡片。

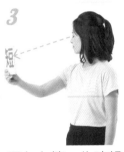
3

頭向右轉，此時想像眼睛仍然注視著卡片。

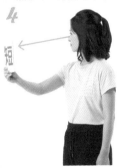
4

將眼睛張開確認眼睛是否仍然注視著卡片，如果沒有則重新再將眼睛注視著卡片。

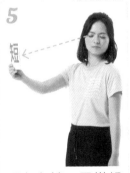
5

頭向左轉，同樣想像眼睛仍然注視著卡片。

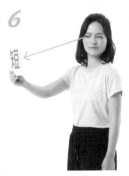
6

將眼睛張開確認眼睛是否仍然注視著卡片，如果沒有則重新再將眼睛注視著卡片。

上下轉 ❖
□ 初階動作　■ 進階動作

準備道具 字卡
練習時間 重複動作持續 1 至 2 分鐘

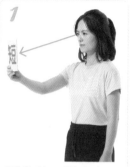

手拿著一張字卡，卡片與眼睛同高，與眼睛距離約一個手臂長（手臂可微彎）。

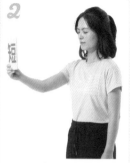

將眼睛閉起來，想像眼睛仍然注視著卡片。

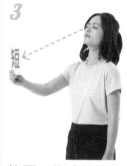

抬頭，此時想像眼睛仍然注視著卡片。

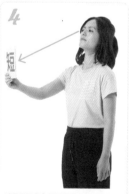

將眼睛張開確認眼睛是否仍然注視著卡片，如果沒有則重新再將眼睛注視著卡片。

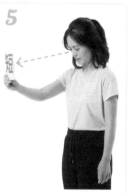

低頭，同樣想像眼睛仍然注視著卡片。

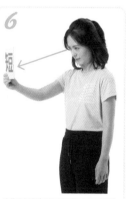

將眼睛張開確認眼睛是否仍然注視著卡片，如果沒有則重新再將眼睛注視著卡片。

★ A 視覺穩定運動 *7*（尋找目標物運動）

左右轉 ❖
□ 初階動作　■ 進階動作

| 準備道具 | 三個目標物（字卡 ABC） |
| 練習時間 | 重複動作持續 1 至 2 分鐘 |

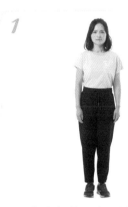

1

在房間中找三個目標物，目標物分別在你的左邊、前面、右邊。

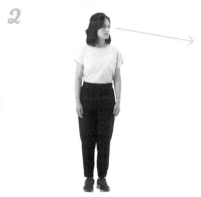

2

轉頭看左邊的目標物。

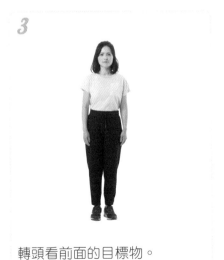

3

轉頭看前面的目標物。

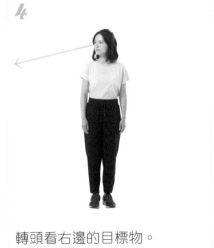

4

轉頭看右邊的目標物。

上下轉 ✥

□ 初階動作　　■ 進階動作

準備道具　三個目標物（字卡上中下）
練習時間　重複動作持續 1 至 2 分鐘

掃我 看影片

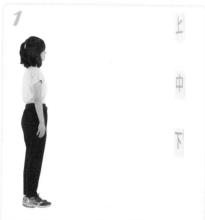

1　　上　中　下

在房間中找三個目標物，目標物分別在你的上面、前面、下面。

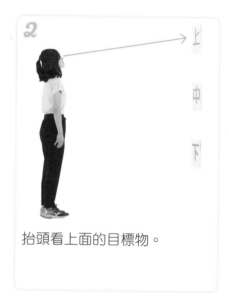

2　　上　中　下

抬頭看上面的目標物。

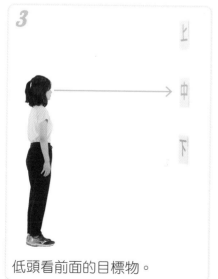

3　　上　中　下

低頭看前面的目標物。

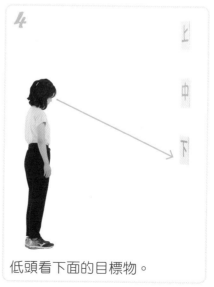

4　　上　中　下

低頭看下面的目標物。

◆ B、C 平衡運動

前庭覺、視覺和本體感覺是我們用來維持平衡主要的三種感覺。當前庭系統出現問題時，會導致平衡變差，增加跌倒風險。**平衡運動又可以分為：靜態平衡運動、動態平衡運動。**

前庭復健的平衡運動，主要是 3 個方法來改善平衡感

方法 1	方法 2	方法 3
學習利用視覺及本體感覺來維持平衡。	增加殘餘前庭功能的使用。	學習使用有效率及有效的姿勢平衡策略。

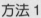

運動神經纖維
感覺神經纖維
骨骼肌
肌梭
腱梭
關節囊
關節
肌腱

肌梭與腱梭的位置

後半規管
前半規管
耳蝸
外半規管

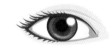

■ 適應症

- 站立、走路時不穩定，或站立、走路時會特別暈，且特別在頭部轉動時會更不穩或更暈

■ 運動注意事項

- 靜態的姿勢建議在牆角進行練習。
- 走路訓練建議靠近牆壁練習，不穩時可以用手扶牆保持平衡。
- 當張眼的情況下可完成動作，才開始進行閉眼訓練，閉眼訓練請務必在有人監督下進行，以避免跌倒。

■ 可參考以下的方式調整難度

- 眼　　睛：（張眼 ➜ 間歇閉眼 ➜ 閉眼）

- 頭部動作：不動 ➜ 頭動
  　　　　　〔方向〕上下、左右、斜向
  　　　　　〔幅度〕小 ➜ 大
  　　　　　〔速度〕慢 ➜ 快

- 目 標 物：近 ➜ 遠、固定 ➜ 移動、背景簡單 ➜ 複雜

- 手的姿勢：雙手張開 ➜ 雙手放在身體兩側 ➜ 雙手抱胸

- 平　　地：➜ 增加軟墊（例如枕頭）

B 靜態平衡運動

1 我們身體靠三個感覺系統來維持平衡：內耳前庭系統、視覺系統和體感覺系統也就是皮膚肌肉關節的感覺。當內耳受損時，另外二個感覺系統會來替代內耳維持平衡感。但很多人都會用視覺多過用體感覺，可能用眼睛比較簡單吧！可是這會造成所謂的視覺依賴，視覺訊息消失或不穩定的時候，平衡感就維持不住，比如走在暗的地方，或物品堆得很多的大賣場裡，就特別不穩、特別容易暈。要改善視覺依賴，在平衡運動時就要把眼睛閉起來做，就會鍛鍊到體感覺系統和殘餘的前庭功能。

2 也有的病人正好相反，不是視覺依賴，而是體感覺依賴，過度依賴體感覺維持平衡。這種病人走在沙灘上，或凹凸不平的地面，會特別不穩特別暈。鍛鍊的方式，可以站立在枕頭上，一開始一顆枕頭，進階時可以二顆、甚至三顆枕頭，讓你的腳底感覺變得不可靠，自然會活化視覺和前庭覺來維持平衡。

3 站在枕頭上同時閉眼，體感覺不但變得不可靠，視覺又消失，當然只能靠前庭系統維持平衡，所以可以特別鍛鍊內耳前庭功能。

4 總之，站立運動時，各位朋友可以試試看，閉眼特別不穩屬於視覺依賴，需要加強閉眼的運動；站枕頭特別不穩屬於體感覺依賴，請多在枕頭上做平衡運動。

★ B 靜態平衡運動 1（站立運動）

■ 初階動作　□ 進階動作

準備道具　無

練習時間　大約 5 ～ 10 分鐘

1

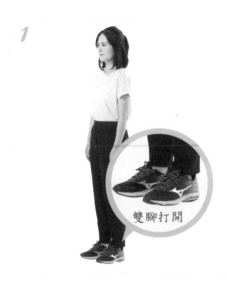

雙腳打開

張眼，雙腳與肩同寬站立，試著
維持 20 秒不倒。

2

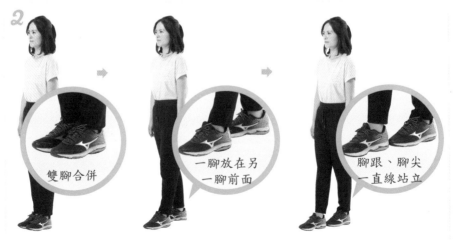

雙腳合併　→　一腳放在另一腳前面　→　腳跟、腳尖一直線站立

如果可以維持 20 秒不倒，照著以下的順序縮小站立的底面積：雙腳打
開 ➜ 雙腳合併 ➜ 一腳放在另一腳前面 ➜ 腳跟接腳尖呈一直線站立。

★ B 靜態平衡運動 2（單腳運動）

> 單腳站要維持住重心的難度非常高，所以另一隻腳可以先踩在紙杯上鍛鍊。這些平衡運動建議在牆角做，如果不穩可以立刻扶牆壁，避免跌倒。畢竟安全第一！

□ 初階動作 ■ 進階動作

`準備道具` 紙杯

`練習時間` 大約 5 ～ 10 分鐘

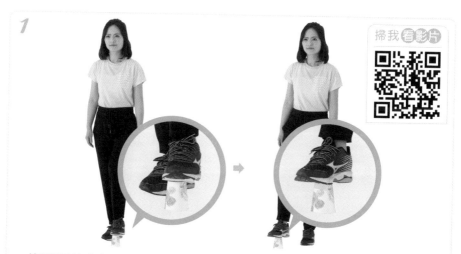

掃我 看影片

一隻腳輕放在紙杯上，並試著保持平衡且不要把紙杯壓扁，動作維持 20 秒。

C-1 動態平衡運動——原地運動

動態平衡運動，又可分為原地運動和行走運動。年紀大的人平衡感較差，建議走路需要拐杖輔助者，先從原地運動練習起。較年輕的人，且正常走路沒問題，可以直接嘗試行走運動。以下先介紹原地運動：

★ C-1 動態平衡運動 *1*（身體繞圈）

　　前面 **B** 靜態平衡運動在前庭系統部分只能鍛鍊到耳石器的功能，而這項身體繞圈運動，因為頭部有繞圈旋轉，可以鍛鍊三半規管的功能，而且不只頭部，身體也有轉，所以可以促進半規管和身體本體感覺的統合。但要注意，高齡者動作不宜太大，否則容易跌倒或閃到腰。如果怕閃到腰，可以先從身體前後擺動和左右擺動練習起。

■ 初階動作　□ 進階動作

準備道具 無
練習時間 順時鐘、逆時鐘方向各重複動作 10 次

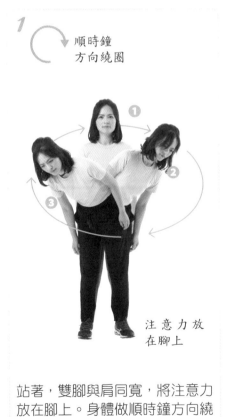

1 順時鐘
方向繞圈

注意力放
在腳上

站著，雙腳與肩同寬，將注意力放在腳上。身體做順時鐘方向繞圈的動作。

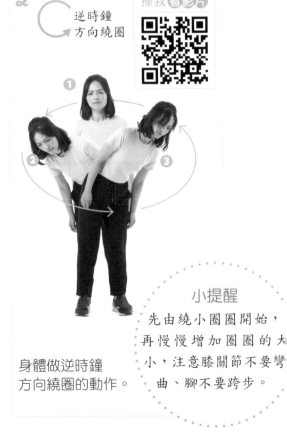

2 逆時鐘
方向繞圈

掃我 看影片

身體做逆時鐘方向繞圈的動作。

小提醒

先由繞小圈圈開始，再慢慢增加圈圈的大小，注意膝關節不要彎曲、腳不要跨步。

212

★ C-1 動態平衡運動 *2* （原地踏步）

> 這個踏步運動，對年紀大平衡感退化的人蠻有幫助的。許多年紀大的人在平衡感退化之後，會特別依賴視覺來維持平衡，所以理論上應該訓練他們閉眼走路，但是高齡者閉眼走路很危險，不但容易跌倒，也容易撞到旁邊的東西。而原地踏步可以模擬走路的感覺，比較安全又不容易跌倒。我們建議年長者，先做張眼踏步練習，確定穩定不會跌倒後，再做閉眼踏步練習。一樣在牆角練習，以防突然不穩，兩邊都有牆壁可以扶。

■ 初階動作　□ 進階動作

準備道具	無
練習時間	原地踏步 50 下，試著讓身體保持在原地，不要旋轉或是向前走

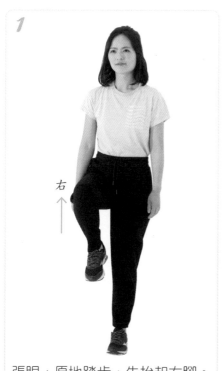

張眼，原地踏步，先抬起右腳。

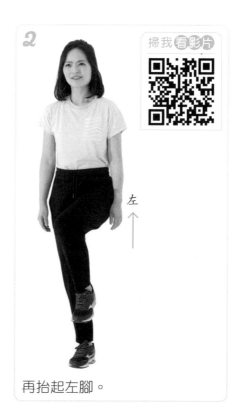

掃我 看影片

再抬起左腳。

★ C-1 動態平衡運動 3（踏步轉圈）

□ 初階動作　■ 進階動作

準備道具 無

練習時間 重複此循環 5 次後休息

掃我看影片

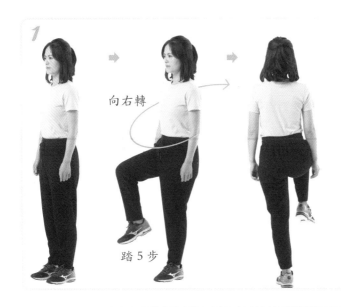

向右轉

踏 5 步

採站姿，邊踏 5
步，邊向右轉 180
度。走到面向後
方。

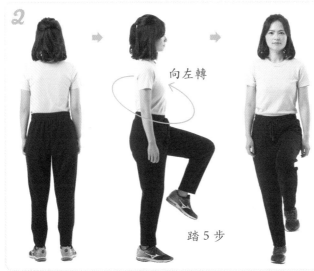

向左轉

踏 5 步

由面向後方，再
繼續踏 5 步，邊
向左轉 180 度。
走到面向前方。

214

★ C-1 動態平衡運動 *4*（向後轉身跨步）

□ 初階動作　■ 進階動作

準備道具	字卡
練習時間	雙腳交替做此動作，重複動作 10 次

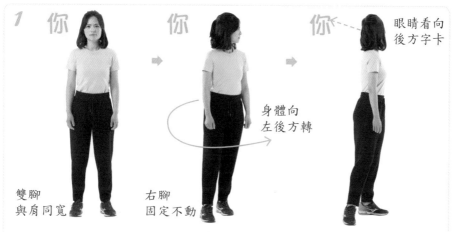

1 你 ➡ 你 ➡ 你 ⟵ 眼睛看向
後方字卡

身體向
左後方轉

雙腳
與肩同寬　　右腳
固定不動

採站姿（雙腳與肩同寬），右腳固定不動，且左腳往後跨（身體向左後方轉 180 度），眼睛看向後方字卡。

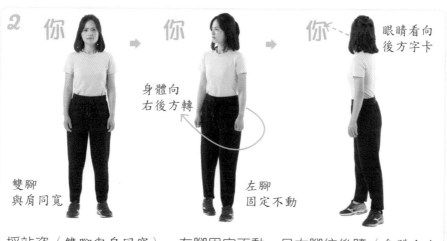

2 你 ➡ 你 ➡ 你 ⟵ 眼睛看向
後方字卡

身體向
右後方轉

雙腳
與肩同寬　　左腳
固定不動

採站姿（雙腳與肩同寬），左腳固定不動，且右腳往後跨（身體向右後方轉 180 度），眼睛看向後方字卡。

C-2 動態平衡運動——行走運動

　　前庭復健運動的最終目的在於幫助病人回歸日常生活活動，許多慢性頭暈患者，到後期只有在走路時會感覺到暈眩。

　　因此，行走時配合轉頭、轉身及調整重心等運動，對這類患者是相當有幫助的。

1 很多頭暈的朋友知道要多運動，就會每天去散步，結果經過好幾個月，頭暈也不會變好。

因為走路雖然很好，有益健康，但頭部運動太少，沒有鍛鍊到半規管。

2 行走轉頭運動適合內耳半規管機能有受損，但已恢復到可以自己走路的病人。

這些人走路步伐看似正常，但仍然會抱怨走路時頭暈。這時如果請他們一邊走路一邊擺頭，平衡問題就會顯現出來，走路就會顛顛倒倒。

這是因為所謂的前庭脊髓反射不正常的關係。

持續做走路轉頭的運動，不但可以鍛鍊前庭脊髓反射，改善平衡；也可以促進內耳前庭感覺和脖子本體感覺的感覺統合，改善走路時的頭暈。

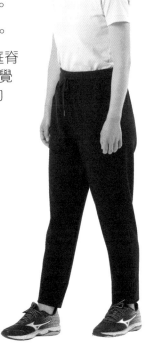

★ C-2 動態平衡運動 *1*（行走轉頭）

左右轉 ❖

■ 初階動作　□ 進階動作

準備道具　無

練習時間　此動作執行 1 至 2 分鐘

掃我 看影片

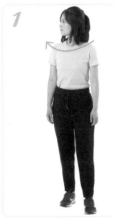

1 邊走路，邊將頭向右轉。

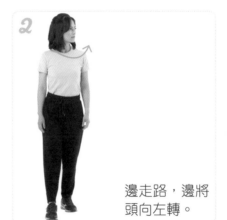

2 邊走路，邊將頭向左轉。

上下轉 ❖

■ 初階動作　□ 進階動作

準備道具　無

練習時間　此動作執行 1 至 2 分鐘

掃我 看影片

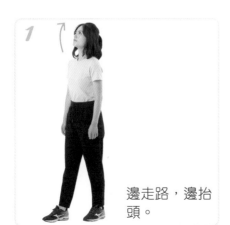

1 邊走路，邊抬頭。

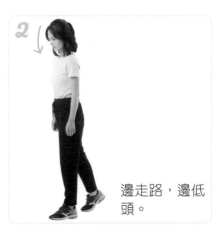

2 邊走路，邊低頭。

前庭復健運動，有效改善頭暈目眩 ❸

★ C-2 動態平衡運動 *2*（行走轉身）

　　行走轉身運動和行走轉頭運動的差別在於，行走轉身是整個身體旋轉，而且要轉 180 度，所以需要用到更多的平衡感；而且在轉身的過程中，內耳的前庭訊號，需要和全身肌肉關節的本體感覺訊號進行感覺統合，而不是只有頸部肌肉訊號，所以鍛鍊的部分是不太一樣的。這個動作如果做得順的話，可以嘗試在轉身的時候閉眼，這樣平衡感的比重會從眼睛轉移到內耳和身體的肌肉關節，減少對視覺的依賴。

掃我 看影片

■ 初階動作　□ 進階動作
準備道具 無
練習時間 大約 1 至 2 分鐘

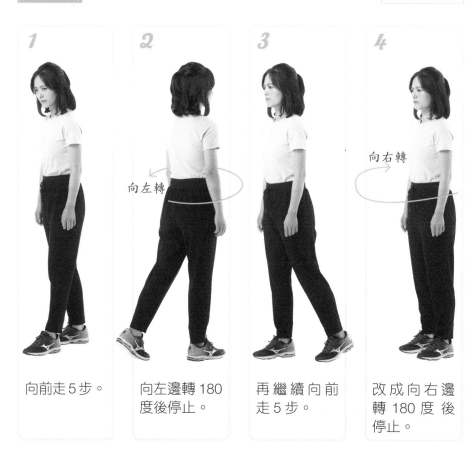

1	2	3	4
向前走 5 步。	向左邊轉 180 度後停止。	再繼續向前走 5 步。	改成向右邊轉 180 度後停止。

向左轉

向右轉

★ C-2 動態平衡運動 3（串聯行走）

□ 初階動作　■ 進階動作

準備道具 無

練習時間 大約 1 至 2 分鐘

掃我看影片

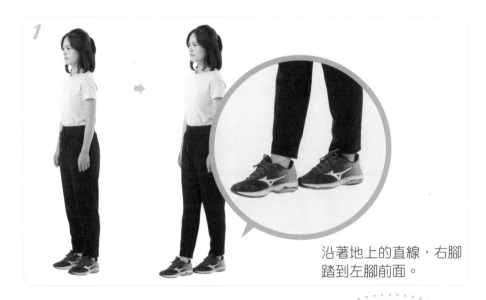

1

沿著地上的直線，右腳踏到左腳前面。

2

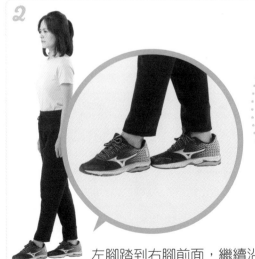

小提醒

a. 靠近牆壁走路，若是身體不穩定時，可以用手扶牆保持平衡。

b. 當穩定性增加時候，可以慢慢縮小兩腳之間的距離，以增加難度。

c. 完成的目標是練習到腳跟接腳尖走，而且手不用扶牆。

左腳踏到右腳前面，繼續沿著直線向前走。

★ C-2 動態平衡運動 4（繞圈行走）

□ 初階動作　■ 進階動作

準備道具　椅子

練習時間　每個方向練習 1 至 2 分鐘

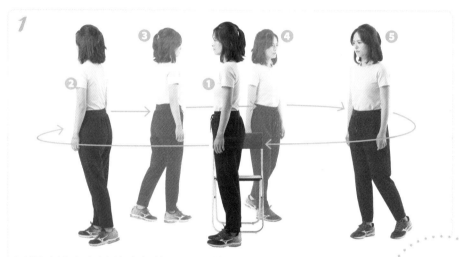

以順時鐘方向繞著直徑約 3 公尺的大圈圈走。

小提醒
慢慢縮小圈圈以
增加難度。

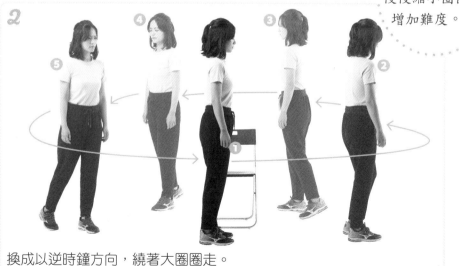

換成以逆時鐘方向，繞著大圈圈走。

★ C-2 動態平衡運動 *5*（邊走邊轉）

□ 初階動作 ■ 進階動作

準備道具	目標物（字卡）
練習時間	重複動作，持續向前走 1 至 2 分鐘

掃我 看影片

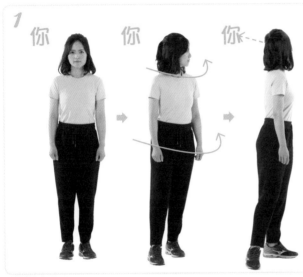

1 你　　你　　你

右腳向前跨一步時，頭與身體向後轉，眼睛看向後方的目標物（字卡）。

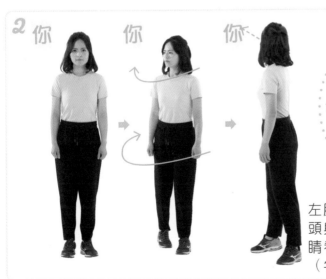

2 你　　你　　你

小提醒

建議靠近牆壁練習此動作，如果身體不穩時，可以用手碰牆壁避免跌倒。

左腳向前跨一步時，頭與身體向後轉，眼睛看向後方的目標物（字卡）。

◆D 去敏感化運動

重複做會引起暈眩的動作，一開始固然會不舒服，但在一段時間的練習之後，腦部會重新建立感覺統合，頭暈的敏感度便會逐漸下降。在此介紹二種去敏感化運動。

此外，頭暈患者也可以自己研究哪些動作最容易引發頭暈，通常最易引發頭暈的動作也是患者平常最容易避免做的動作。

反覆做這些動作，速度由慢到快，幅度由小到大，循序漸進，也可以達到去敏感化的效果。

■ 適應症

- 會因頭部或有特定動作會引發頭暈。

■ 運動注意事項

- 如果因動作引發的頭暈強度已讓您無法忍受，則應先暫停練習。
- 可以藉由改變動作的幅度、速度來調整難度。
- 先張眼，之後可以試著閉眼練習，閉眼動作建議需在有人監督下進行

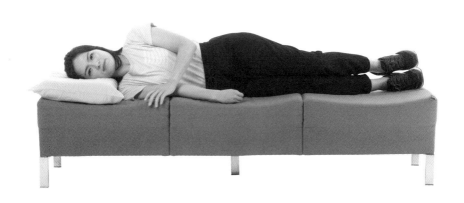

★ D 去敏感化運動 *1*

（布朗特──道夫運動 Brandt-Daroff exercise）

■ 初階動作　□ 進階動作

準備道具	長沙發椅
練習時間	完成第 1 至 6 的動作算 1 回合，建議每次做 10 個回合，一天 3 次

掃我 看影片

前庭復健運動，有效改善頭暈目眩 ❸

1 坐著，頭往左轉 45 度。

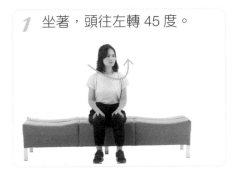

2 盡可能快速往右側躺下，此時臉朝向天花板，維持此姿勢直到頭暈的症狀消除。如果沒有頭暈症狀，則維持此姿勢 30 秒。

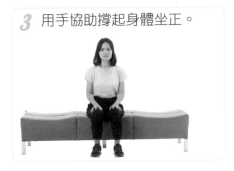

3 用手協助撐起身體坐正。

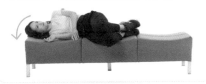

4 頭向右轉 45 度。

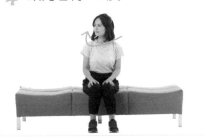

5 盡可能快速往左側躺下，同樣臉朝向天花板，維持此姿勢直到頭暈的症狀消除。如果沒有頭暈症狀，維持此姿勢 30 秒。

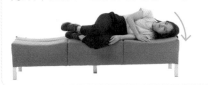

6 用手協助撐起身體，坐正。

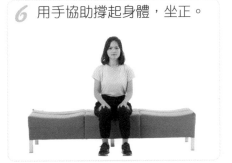

★ D 去敏感化運動 2（身體前彎運動）

□ 初階動作　■ 進階動作

準備道具	無
練習時間	完成第 1 至 4 的動作，算 1 回合 建議每次做 10 回合，一天 3 次

掃我 看影片

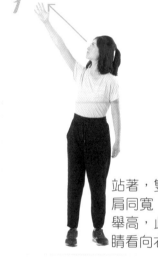

1 站著，雙腳與肩同寬，右手舉高，此時眼睛看向右手。

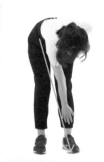

2 身體向前彎，讓頭部靠近左側的膝蓋，右手摸左腳，且眼睛看向左腳趾。

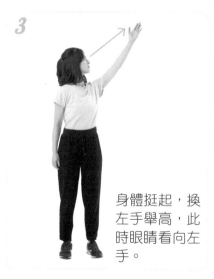

3 身體挺起，換左手舉高，此時眼睛看向左手。

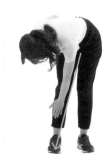

4 身體向前彎，讓頭部靠近右側的膝蓋，左手摸右腳，且眼睛看向右腳趾。

前庭復健運動應用說明

本書第三部單元介紹的前庭復健運動，主要目的是希望患者可以自己在家裡練習，所以使用的道具大多以容易取得的物品為主，例如：枕頭、瑜珈墊、節拍器（手機下載 APP）、字卡等，道具使用三個小提醒：

1. 字卡：大小可依照距離的遠近做調整，以頭部靜止時，字體清晰可辨識為主。

2. 軟墊：可使用枕頭、椅墊或瑜珈墊，但軟墊厚度要以患者可以維持站姿，不跌倒為宜。

3. 行走運動：建議可先在家中走道練習，之後可再到附近社區或公園練習，因為戶外環境的視覺刺激會更多，有助於患者恢復日常生活活動。

前庭復健運動除了本書介紹的運動項目外，臨床上也會利用「重心動搖儀」、「虛擬實境」等器材進行訓練。「重心動搖儀」可透過視覺回饋，讓患者透過螢幕知道自己重心移動的位置與範圍，來加強平衡訓練。「虛擬實境」則是透過電腦軟體提供仿造現實環境的視覺沉浸式訓練（常應用在有視性眩暈的患者）。

實證的研究發現，將患者分成兩組：一是使用易取得物品做前庭復健運動、二是使用虛擬實境提供視覺刺激。兩組分別訓練一段時間之後，兩組患者在行走速度、視覺穩定度、平衡能力與頭暈的狀態均獲得改善，而且兩組在進步的程度沒有明顯的差異。唯一有差異的部分是利用「虛擬實境」提供視覺刺激進行前庭復健可以讓患者覺得復健過程更有趣，也比較不容易覺得疲勞。

以上的報告顯示，即使不使用特殊的器材來做前庭復健運動，患者也能獲得症狀的改善。因此，前庭復健運動能有效果的重點還是在於患者能不能持續的做訓練，而且訓練的時間有達到本書所提及的各個訓練所應達到的時間。在做復健時，患者可能會因為這些訓練項目讓他們覺得更暈或更不穩，而不願意再繼續做運動，這個時候更需要家人的支持與鼓勵來提升復健的動機。

4 各種暈症的前庭復健運動參考

廖玟玲 物理治療師

　　介紹完前庭復健運動後，你可能會有個疑問：「有這麼多種類的前庭復健運動，難道要每樣都做嗎？」當然不可能每樣都做！忙碌的我們，也沒有那麼多時間！因此建議在一開始執行的時候，可先選擇視覺穩定運動 1 ～ 2 種，搭配上平衡運動 2 ～ 3 種規則練習即可，一種運動不用連續不停地做太久，一次連續做 1 ～ 2 分鐘就好，就先休息個幾分鐘，再繼續做，或是換做其他種類的前庭復健運動。

　　請記得在一天之內分段練習，分 3 到 5 次練習效果最佳。重要的是，一天之內加總起來，視覺穩定運動和平衡運動的總時數，最好各自達到 20 分鐘以上，這樣的運動量才比較足夠。

　　之後根據前庭復健運動的成果，再來增加或更換前庭復健運動的種類。至於什麼時候應該更換運動，要怎麼自我評估呢？**請注意：如果當您在執行這項前庭復健運動時，若是覺得有頭暈、視覺模糊、站不穩、走不穩等症狀，代表這個前庭復健運動還是有效的，請持之以恆繼續執行！因為當前庭復健運動誘發這些症狀時，表示腦部感知到了有「錯誤」產生，會開始進行「錯誤」的修復！**相反地，如果這項前庭復健運動做到後來已經讓您感到很輕鬆，也不暈，代表您要換到進階（難度較高）的前庭復健運動了！

或許有些人會有第二個問題：「那麼前庭復健運動隨便搭配就可以嗎？針對不同的疾病，有沒有特定搭配哪幾種前庭復健運動會特別有效呢？」目前在醫學研究方面還沒有如此詳細的研究。但我們根據學理，以及物理治療師多年的臨床經驗，在這個章節提供給讀者們一些建議。請了解：這不是唯一的標準答案喔！您也可以多方嘗試，找出最適合您個人的前庭復健運動組合！

下列的這幾個頭暈病症，是以「前庭復健運動」為主要治療方式之一，以下我們根據物理治療師的經驗，建議這些頭暈病症的前庭復健運動「組合菜單」。

◆「前庭神經炎」前庭復健運動建議

★「前庭神經炎」發病初期的患者

發病初期，建議可以先從視覺穩定運動開始做起：

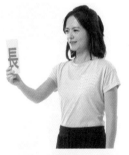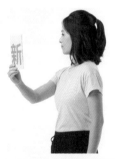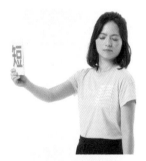

➜ *A* 視覺穩定運動 *1*（基本運動）持續 1 分鐘。頭部轉動的頻率約 1 赫茲（Hz），慢慢增加到 2 分鐘，一天做 3 至 5 次。

➜ 可以完成上述動作後，再進階到 *A* 視覺穩定運動 *2*（反向運動），持續 1 分鐘，慢慢增加到 2 分鐘，一天做 3 至 5 次。

➜ 此外，再搭配 *A* 視覺穩定運動 *6*（想像運動）及 *A* 視覺穩定運動 *7*（尋找目標物運動）。

視覺穩定運動建議先在坐姿下練習，再慢慢進階到站姿，更進一步邊走路邊做。建議視覺穩定運動，在急性與亞急性期一天需執行至少 12 ～ 20 分鐘，到慢性期則需延長至少 20 ～ 40 分鐘。

平衡運動建議可以自己維持站姿時，再開始進行。

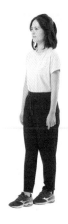

→ 先從 B 靜態平衡運動 1（站立運動）開始，慢慢縮小站立的底面積，並依照上述的運動建議搭配閉眼、軟墊來練習。

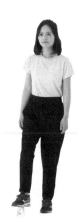

→ 可以維持一腳放在另一腳前面的姿勢後，再開始 B 靜態平衡運動 2（單腳運動）。

★「前庭神經炎」發病後期的患者

前庭神經炎的病人，大部分可以在發病一週內恢復獨立行走的能力，當病人恢復獨立行走的能力後，可以直接從動態平衡運動開始訓練。

但需注意盡量靠近牆壁練習，且如需搭配閉眼練習，務必在有人監督下進行，避免跌倒。靜態與動態平衡運動建議一天練習至少 20 分鐘。

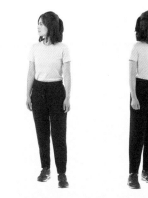

→ C-2 動態平衡運動開始練習，從 C-2 動態平衡運動 1 到 5，漸進式增加動作難度。

◆「雙側前庭病變」前庭復健運動建議

針對雙側前庭病變的病人，在復健運動上，會更強調代償策略的訓練，藉由徵召其他感覺輸入來補償前庭系統的失能，例如：頸動眼反射（Cervico-ocular reflex）、視覺及本體覺等。

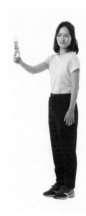

→ 視覺穩定運動建議執行，A 視覺穩定運動 1（基本運動），頭部轉動的頻率可以先從 0.5 赫茲（Hz）以下開始，持續 1 分鐘慢慢增加到 2 分鐘，一天做 3 ～ 5 次。

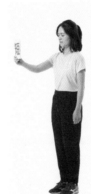

→ 再搭配 A 視覺穩定運動 6（想像運動）、A 視覺穩定運動 4（頭眼運動）及 A 視覺穩定運動 7（尋找目標物運動）。

先在坐姿下練習，再慢慢進階到站姿，更進一步邊走路邊做。建議視覺穩定運動，在急性與亞急性期一天需執行至少 12 ～ 20 分鐘，到慢性期則需延長至少 20 ～ 40 分鐘。

接著可以自己維持站姿時，建議再開始進行平衡運動。

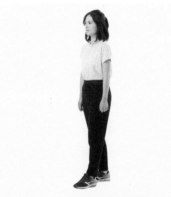

→ 先從 B 靜態平衡運動 1（站立運動）開始，慢慢縮小站立的底面積，並依照上述的運動建議搭配閉眼、軟墊來練習。

需注意雙側前庭病變病人，因雙側前庭系統失能，如要閉眼同時加軟墊練習時，可以先從單手輕觸牆壁開始，再慢慢練習手不扶，同樣務必在有人監督下進行，避免跌倒。

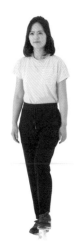

→ 可以維持一腳放在另一腳前面的姿勢後，再開始 *B* 靜態平衡運動2（單腳運動）。

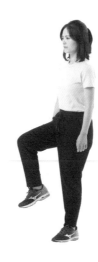

→ 動態平衡運動的部分，可以依序從 *C-1* 動態平衡運動——原地運動 *1* 到 *4* 練習，訓練至原地運動均可以完成後，再開始 *C-2* 動態平衡運動——行走運動的練習。

◆「老年人多重感官退化引起的頭暈」前庭復健運動建議

視覺穩定運動建議執行：

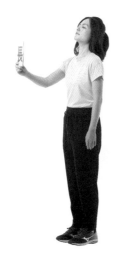

→ *A* 視覺穩定運動 *1*（基本運動），頭部轉動的頻率建議從 0.5 赫茲（Hz）開始慢慢增加到 1 赫茲，持續 1 分鐘增加到 2 分鐘，一天做 3 ～ 5 次。

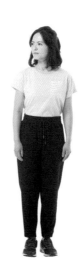

→ 再搭配 *A* 視覺穩定運動 *7*（尋找目標物運動）。視覺穩定運動，建議一天執行至少 20 分鐘。

接著可以自己維持站姿時，建議再開始進行平衡運動。

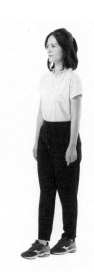

→ 先從 B 靜態平衡運動 1（站立運動）開始，慢慢縮小站立的底面積，並依照上述的建議搭配閉眼、軟墊來練習，需注意如要閉眼同時加軟墊練習時，務必在有人監督下進行，避免跌倒。

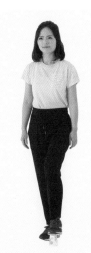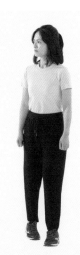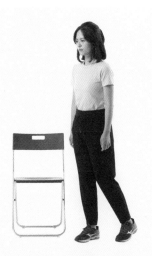

→ 可以維持一腳放在另一腳前面的姿勢後，再開始 B 靜態平衡運動 2（單腳運動）。動態平衡運動可以依序從 $C-1$ 動態平衡運動——原地運動 1 到 4 練習，訓練至原地運動均可以完成後，再開始 $C-2$ 動態平衡運動——行走運動的練習，必要時可以給予適當的輔具，例如；四腳拐、單拐等，不建議老年人在動態平衡運動的部分，閉眼同時加軟墊練習。平衡運動建議一天執行至少 20 分鐘。

◆「持續性姿勢知覺性頭暈」前庭復健運動建議

視性眩暈是持續性姿勢知覺性頭暈的病人最常出現的症狀之一：

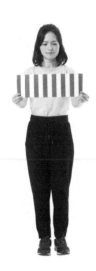

➡ 建議執行 A 視覺穩定運動 5（視動運動），持續 1 分鐘增加到 2 分鐘，一天做 3～5 次。

在平衡運動的部分，可以加強閉眼睛的練習，也鼓勵病人可以多到賣場等環境練習：

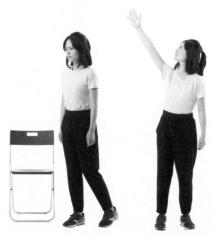

➡ C-2 動態平衡運動——行走運動，改善視性眩暈的問題。此外，再搭配去敏感化運動來降低對特定動作的敏感性，改善頭暈的問題。

5 眩暈案例治療大解析

張滋圃 醫師

【案例一】單側前庭功能受損，一天做 3 次前庭復健運動恢復 95%

患者：賴先生／48 歲

三個月前劇烈眩暈發作，住院住了五天，被醫師診斷為前庭神經炎。出院後眩暈雖然停止了，可是在走路和轉頭的時候，頭暈的症狀還是很明顯。

醫師說，他的暈三個月就會好了，可是現在已經經過三個月了，還是每天暈，照三餐吃止暈藥也沒有用！而且在人多複雜的環境裡，他就暈得更嚴重，走路不穩的情形也更明顯！開車、騎摩托車都沒辦法，所以也沒辦法回去上班！

賴先生重新就醫、經仔細檢查及評估後，發現內耳神經受損後，腦部的代償（前庭代償）進行得並不好，而且視覺依賴過於嚴重。醫師建議他停掉所有的止暈藥，並開始做前庭復健運動，包括視覺穩定運動、靜態平衡運動及動態平衡運動，每次 10 分鐘，一天做三次。

一開始做的時候很暈，但兩個禮拜之後漸漸駕輕就熟，暈感下降。物理治療老師開始建議他在做平衡運動時閉上眼睛，降低視覺依賴。賴先生為了能夠更進步，除了在家做之外，開始嘗試到公園做前庭運動，甚至選擇到人潮較少的賣場練習，到視覺刺激比較複雜的環境裡訓練自己的平衡感！

　　經過持之以恆的六周的運動之後，現在賴先生的頭暈已經恢復了95％，工作、走路已經都不會暈了，陪太太到百貨公司逛街也不會頭暈，只有在快速轉身時，會有短暫的頭暈和平衡感失調。市區開車已經沒有問題，也恢復正常上班。

　　但醫師建議，在內耳神經的機能恢復以前，暫時不要再高速公路上開車！

張滋圃醫師解析【案例一】

1　此個案屬於單側前庭功能受損個案。止暈藥雖然會稍微緩解頭暈，卻會抑制前庭代償，使復原變慢，所以正確做法是停掉止暈藥。但並非所有頭暈患者都有前庭功能受損，如果檢查後發現沒有前庭功能受損，就沒有「代償」的問題，也就可以服用止暈藥沒關係。

2　前庭功能有受損的病人，在練習視覺穩定運動時，會讓影像在視網膜上產生晃動（retinal slip），此晃動訊號會活化小腦，促進前庭代償，加速平衡感的復原。所以對這類病人而言，視覺穩定運動是加速復原最基本的運動！

3　在人多複雜的環境會更暈，是一種視性眩暈。此病人在內耳前庭功能受損之後，可能太依賴視覺來維持平衡感，所以到視覺刺激較複雜的環境，頭暈就會加重，稱為「視覺依賴」。改善方法有二，一是在練習平衡運動時閉上眼睛。

少了視覺，病人就只能依靠體感覺和剩餘的前庭覺來維持平衡，鍛鍊久了之後，「視覺依賴」就可以改善；二是多到會誘發頭暈的環境（如大賣場）走動，或是多練習「視動運動」，一開始會比較暈，反覆練習後會有去敏感的效果，頭暈自然改善！

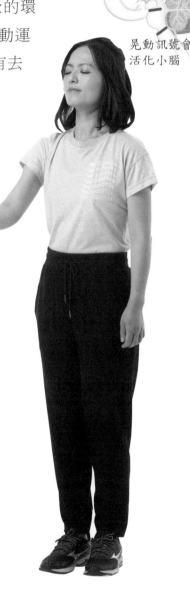

晃動訊號會
活化小腦

4 前庭功能低下的患者，開車轉頭看後照鏡時，因為前庭眼球反射受損，會造成一瞬間視野模糊、甚至晃動的情形，影響行車安全。

高速行駛的時候，可以反應時間更短，此現象的影響就更大。所以這類病人，要審慎評估駕駛的安全性。

我們建議此個案還有頭暈就不要開車，即使後來頭暈已經改善很多，仍叮嚀開車要很小心，避免上高速公路。如果希望恢復正常開車，可接受動態視力檢查（dynamic visual acuity），正常才可上路！

【案例二】雙側前庭病變，甩掉拿枴杖習慣，且改善眩暈及視力模糊

患者：李太太／76歲

半年前發燒住院，醫生說是泌尿道感染，接受治療一個禮拜，燒退出院。回家後開始感覺到頭暈。她躺著不動時完全不暈，但起床活動就開始暈，只要一走路，看出去的地面就會搖晃，即使坐著，只是轉個頭，看到的景物也會晃一下，甚至個說話、吞個口水，都會出現短暫的視力模糊。

因為走路變得不穩，她去買了拐杖，可是還是跌倒摔斷了腿，剛接受骨科手術。

李太太經過詳細檢查後，被診斷為雙側前庭病變。她停掉正在服用的止暈藥，並開始做前庭復健運動，因為骨折術後，她暫時無法走路，所以從視覺穩定運動開始。

她在自家牆壁貼上名片，看著名片擺頭，從基本運動開始，由慢到快，循序漸進，一次做 2 分鐘，一天做 5 次。一個禮拜後，她貼了二張名片在牆上，開始將頭眼運動加進去練習。再隔一個星期，她將名片拿在手上，練習反向運動。

醫師說李太太可以下床練習走路後，她開始在牆角練習站立運動和踏步運動，每個運動二分鐘，一天練習五次。在駕輕就熟後，她加入了閉眼、轉頭等動作。

就這樣每天練習，三個月後，她走路的搖晃感已經改善很多，不需要拿枴杖，轉頭、吞口水等動作，已經不會感到晃動或視力模糊。雖然頭暈還是存在，但程度已經減輕，不會對生活造成太大困擾。

張滋圃醫師解析【案例二】

1 此個案屬於雙側前庭功能受損個案。背後原因可能是抗生素的副作用。有些抗生素（aminoglycoside）會破壞內耳毛細胞，導致二邊的前庭功能都受損，這類病人除了平衡感不好之外，前庭眼球反射的功能也會喪失。嚴重的人，執行日常活動時，如走路、講話、吞嚥等動作所引起的頭部輕微震動，都會導致嚴重的視力模糊和視野晃動，嚴重影響生活品質。

2 為了改善視覺晃動的現象，視覺穩定運動的練習非常重要！從基本運動做起，速度由慢到快，擺頭幅度由小到大，逐步加強。之後加入反向運動，可以更加強視網膜上的晃動訊號，促進代償；並加入頭眼運動，將日常生活常用到的轉頭看東西的動作，融入前庭運動中練習。

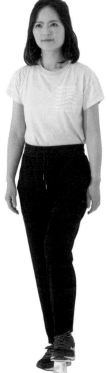

3 由於雙側前庭功能受損，加上個案年齡較高，自己做平衡運動練習時，有跌倒的風險。所以建議先不要急著做行走運動，從原地運動開始，如靜態站立運動、原地踏步運動，並且在牆角練習，萬一不穩時，左右都有牆壁可以扶持。

做平衡運動時，閉眼可以減少視覺依賴，擺頭可以增加前庭刺激，二者都會增進平衡運動的功效。

【案例三】老年性平衡退化，接受前庭復健，改善頭暈也可單腳站立

患者：張伯伯 / 82 歲

糖尿病三十年，平時有手腳會麻的問題，二年前左眼白內障去動手術，開刀完後就開始頭暈。他躺著、坐著不暈，只有站起來走路時會暈，在晚上、昏暗的地方走路會特別暈，也有些走路不穩。

眼科醫師說開刀很成功，視力也恢復了。因為張伯伯也有重聽問題，耳鼻喉科醫師懷疑是內耳平衡機能退化，可是檢查結果又還好，吃止暈藥也沒效。後來擔心腦中風，還特別做了磁振造影檢查，結果都正常！

張伯伯經詳細評估後，被診斷為老年性平衡退化。因為老人家堅持要吃藥，於是醫師給他銀杏、維他命 B 群等保養藥物，但說服他接受前庭復健。他也開始在家自己練習前庭運動，從站立運動、踏步運動、身體繞圈運動開始，每個運動張眼做 2 分鐘，閉眼做 2 分鐘，一天做 3 次。

如果有家人在旁邊保護，他會嘗試做單腳站運動、行走轉頭運動、行走轉身運動及辮子走路。他用筆記本，把每天做了什麼運動，做多久、做幾次，都詳實的記錄下來。

經過三個月後，他回診時驕傲地說，頭暈已經改善很多，走路也比較穩，甚至說著說著，就在診間表演起閉眼單腳站⋯⋯。

張滋圃醫師解析【案例三】

1 高齡者的慢性頭暈常常是多重因素所造成。三大平衡感包括內耳前庭覺、視覺及體感覺系統，都會受到年齡增長的影響而逐漸退化。也許每一項系統都只有退化一點點，但加總起來，就會造成高齡長者的慢性頭暈和走路不穩，稱為老年性平衡退化。

2 這類病人常覺得躺著、坐著不暈，只有站起來走路才會頭暈。因為站立和走路時，需要使用更多的感覺系統來維持平衡和重心，當多重感官系統退化時，就容易因重心不穩而感到頭暈。

3 因此這類病人，靜態和動態的平衡運動就比視覺穩定運動來得更重要。建議從靜態平衡運動和動態原地運動開始，逐漸進階到行走運動。但不論是做閉眼運動，或是行走運動的時候，最好有家人在旁邊關照和扶持，避免跌倒。靠牆運動，特別是在牆角做運動，都可以降低突然重心不穩所帶來的跌倒風險。

4 許多高齡者在感官退化之後，也會習慣以眼睛來維持平衡感。因此閉眼運動對鍛鍊高齡者的平衡感來說，也是相當重要，可以減少視覺依賴，活化體感覺和前庭覺的功能。

Dr. Me 健康系列 HD0182

[圖解影音] 臨床實證 終結慢性暈眩的前庭復健運動

總 策 畫／張滋圃
作　　者／張滋圃、吳宜璋、李蕙華、陳致中、黃子洲、宋碧愉、廖玫玲
選　　書／陳玉春
主　　編／陳玉春
文字整理／林子涵

行銷經理／王維君
業務經理／羅越華
總 編 輯／林小鈴
發 行 人／何飛鵬

出　　版／原水文化
　　　　　台北市民生東路二段141號8樓
　　　　　電話：02-2500-7008
　　　　　傳真：02-2502-7676
　　　　　原水部落格：http://citeh2o.pixnet.net
發　　行／英屬蓋曼群島商家庭傳媒股份有限公司城邦分公司
　　　　　台北市中山區民生東路二段141號11樓
　　　　　書虫客服服務專線：02-25007718；02-25007719
　　　　　24小時傳真專線：02-25001990；02-25001991
　　　　　服務時間：週一至週五上午09:30-12:00；下午13:30-17:00
讀者服務信箱E-mail：service@readingclub.com.tw
劃撥帳號／19863813；戶名：書虫股份有限公司
香港發行／城邦（香港）出版集團有限公司
　　　　　香港灣仔駱克道193號東超商業中心1樓
　　　　　電話：852-2508-6231　傳真：852-2578-9337
　　　　　電郵：hkcite@biznetvigator.com
馬新發行／城邦（馬新）出版集團 Cite (M) Sdn Bhd
　　　　　41, Jalan Radin Anum, Bandar Baru Sri Petaling,
　　　　　57000 Kuala Lumpur, Malaysia.
　　　　　Tel：(603)90563833　Fax：(603)90576622
　　　　　Email：services@cite.my

城邦讀書花園
www.cite.com.tw

美術設計／張曉珍
攝影＆影片製作／Studio X 梁忠賢、馬順德
運動示範／廖玫玲、楊子儀
製版印刷／科億資訊科技有限公司
初　　版／2023年5月18日
定　　價／580元
ISBN：978-626-96478-5-9（平裝）
ISBN：978-626-96478-6-6（EPUB）
有著作權．翻印必究（缺頁或破損請寄回更換）

國家圖書館出版品預行編目資料

[圖解影音] 臨床實證 終結慢性暈眩的前庭復健運動/張
滋圃, 吳宜璋, 李蕙華, 陳致中, 黃子洲, 宋碧愉, 廖玫玲
作. -- 初版. -- 臺北市：原水文化出版：英屬蓋曼群島商
家庭傳媒股份有限公司城邦分公司發行, 2023.05
　面；　公分. --（Dr. Me健康系列；HD0182）
ISBN 978-626-96478-5-9（平裝）

1.CST: 眩暈症 2.CST: 運動療法 3.CST: 復健醫學

415.939　　　　　　　　　　　　　111013836